ALAN E. BAKLAYAN

SANFTES HEILEN
DURCH HARMONISCHE SCHWINGUNGEN

... zappen Sie Ihre Beschwerden einfach weg!

Alan E. Baklayan

Sanftes Heilen durch Harmonische Schwingungen
... zappen Sie Ihre Beschwerden einfach weg!

Achtung!

Dieses Buch soll auf keinen Fall die Diagnose und Therapiekontrolle durch einen Arzt oder Heilpraktiker ersetzen! Auch wenn die Ergebnisse mit dem Diamond Shield Zapper und seinen elektrischen Frequenzen beeindruckend sind - selbst bei sehr schweren, chronischen Erkrankungen - so ist dies nicht als Ersatz für eine kontrollierte medizinische Therapie gedacht.

A. E. Baklayan
Heilpraktiker, München

Satz: Produktion Hamburg - www.produktion-hamburg.de
Umschlaggestaltung: Alexander E. Thomas
Umschlagfoto: iStock by Getty Images
Druck und Bindung: AALEXX Druck Produktion, Großburgwedel

ISBN 978-3-89539-709-7
4. Auflage, Juni 2020

Besuchen Sie auch unsere Webseite:
www.michaelsverlag.de

Inhalt

Darf ich mich vorstellen?

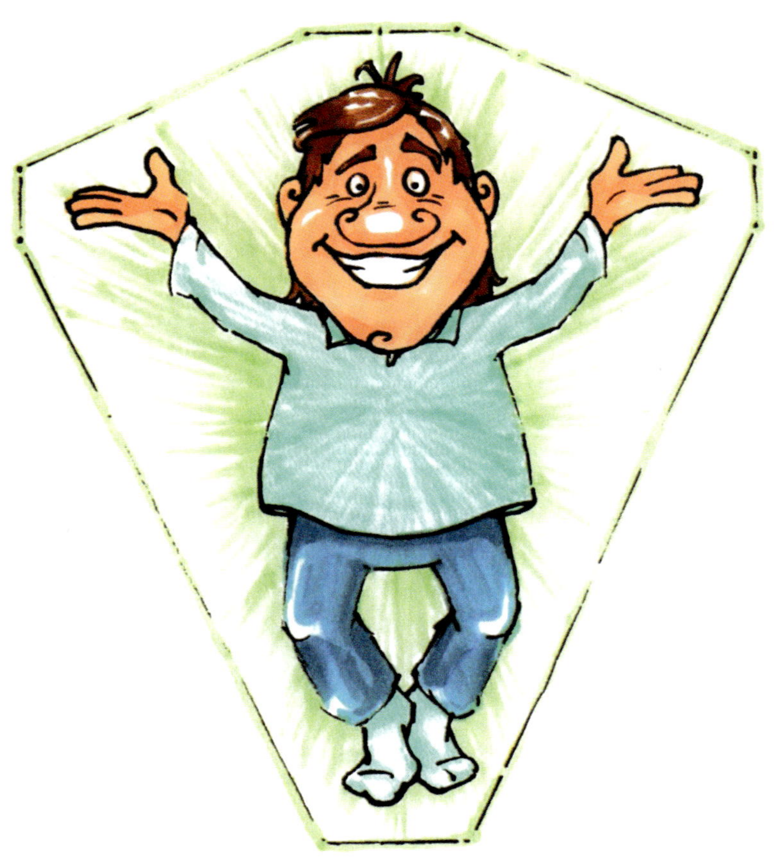

MR. FRED D. (DIAMOND) ZAPPAR

1| Ein Grundlagenwerk

Seit dem Erscheinen der ersten Auflage dieses Buches im Jahr 2002 mit dem Titel: »Sanftes Heilen mit Biofrequenzen« gab es eine solche rasante Entwicklung in der Zapper-Anwendung, nicht zuletzt durch den Fortschritt der Technik, dass es für den interessierten Laien schwer ist, mit zu halten.

Gerade deswegen bleibt dieses Buch einerseits ein so wichtiges Grundlagenwerk, andererseits musste es völlig überarbeitet und erweitert werden, um als Einführung in die Grundsätze der Anwendungen mit dem Zapper der neuen Generation, dem »Diamond Shield Zapper IE«, gerecht zu werden.

Diese neuen Geräte sind keine Verbesserungen der vorangegangenen, sondern eröffnen völlig neue, bisher unbekannte Dimensionen.

- Das **Diamond Shield Programm** als erstes universelles Regulationsprogramm,
- **Impuls-Entladung** als Entlastungs- und Entspannungsanwendung
- und die **Harmonikalische Schwingungs-Therapie** eröffnen uns schwindelerregende Möglichkeiten.

Können Sie sich vorstellen, dass man auf dem Körper wie auf einem Musikinstrument spielt und ihn dadurch wieder völlig harmonisiert?

Lassen Sie sich überraschen. Dieses Buch kann Ihnen eine völlig neue Sicht des Umgangs mit Ihrer Gesundheit und des Gesundwerdens eröffnen …

Start für Eilige

Wenn Sie es eilig haben, brauchen Sie nur das Kapitel *Leitfaden um wieder fit zu werden*, Seite 93 zu lesen und können sofort mit den Anwendungen beginnen, die zu Regulierung, Harmonisierung und Wohlgefühl führen, ohne große Mühe, wie eine Art Kurzmethode.

Wenn es Sie dann doch packt, lesen Sie weiter und lassen Sie sich überraschen von den Möglichkeiten, die sich Ihnen durch Schwingungstherapien eröffnen.

Wozu dieses praktische Anwendungsbuch?

Viel Zeit ist zwischenzeitlich vergangen, seit Frau Dr. Hulda Clark 1994 ihre damals revolutionären Ideen über die Anwendung von bioelektrischen Frequenzen veröffentlicht hat. In all diesen Jahren ist sehr viel geschehen: eine enorme Fülle von neuen Erkenntnissen hat sich angesammelt, und eine große Zahl von fähigen Therapeuten hat die Grundideen von Frau Dr. Clark in ihrer Praxis umgesetzt oder auf die eine oder andere Weise in therapeutische Konzepte integriert und erweitert.

Neben der bahnbrechenden Entdeckung, dass Parasiten oft in direktem Zusammenhang mit verschiedenen Krankheitsbildern stehen (siehe auch: Alan E. Baklayan, *»Parasiten – die versteckte Ursache vieler Erkrankungen«*, Goldmann Verlag), ist es der große Verdienst von Frau Dr. Clark, die Wirkung des elektrischen Stromes in Form von bestimmten Frequenzen zur Lähmung, Dämpfung und Bekämpfung von Parasiten wiederentdeckt zu haben. Die sich hieraus ergebende therapeutische Hilfe und die sehr einfache Anwendung des Zappers haben ihren Weg bereits in viele Hausapotheken gefunden. Diese Anwendung kann als eine Art universales Hilfsmittel bei vielen Infektionen und chronischen Erkrankungen bezeichnet werden. Die Vorteile liegen auf der Hand:

1) Das »Mittel« kann nie ausgehen, es müssen lediglich ab und zu die Batterien ausgetauscht werden.
2) Die Anwendung ist wirklich einfach: Zwei Elektroden in die Hand nehmen oder als Manschetten um die Handgelenke legen und auf den Startknopf drücken – das war es schon.
3) Gleichgültig, ob ein viraler grippaler Infekt bekämpft, eine bakterielle Erkältung oder eine chronische Erkrankung therapiert werden soll: der Diamond Shield Zapper IE hilft praktisch immer.

Durch die vielfache Anwendung der Harmonischen Schwingungen und die Erfahrungen, die sich angesammelt haben, konnte die Effektivität des »Zappers« deutlich erhöht werden. Eine Menge zusätzlicher Maßnahmen können im unterstützenden Sinne ergriffen werden, um eine tiefere Wirkung zu erreichen. Auf eine gezieltere Anwendung im Sinne einer Reiztherapie wird in diesem Buch ebenfalls eingegangen. Professionelle Therapeuten werden interessante und wichtige Hinweise für die Praxis finden.

Die Integration der neuen **Chip-Technologie** (siehe Kapitel *Heimfrequenztherapie*, Seite 56) erlaubt jetzt in der so genannten Heimfrequenztherapie eine extrem kostengünstige variable Anwendung für jedermann.

Immer wieder wurde an uns die Bitte herangetragen, die vielen kleinen, aber wichtigen und notwendigen Informationen für die erfolgreiche Anwendung des Zappers zu sammeln und in einem Anwenderhandbuch niederzuschreiben, damit jeder Interessierte alle derzeitigen Erkenntnisse und Maßnahmen auf einen Blick erfassen und anwenden kann.

Zur praktischen Anwendung dieses Buches

Unabhängig von den theoretischen Erläuterungen, die dem interessierten Leser viele Informationen zukommen lassen, wird in Kapitel *Fit und vital mit dem Diamond Shield Zapper* (Seite 37) die einfache Anwendung mit dem neuen Diamond Shield Zapper erläutert.

Dies genügt im Allgemeinen für den Laien, eine völlige neue Qualität von Gesundheit für sich und seine Familie mühelos zu erfahren.

Wer tiefer in die Materie einsteigen möchte, kann dies erweitern:

Das Kapitel *DIAMOND SHIELD – Universeller Schutz vor Krankheit* (Seite 11) beinhaltet, wie der Diamond Shield Zapper zur Vorbeugung und Verbesserung der Gesundheit genutzt wird. Weiter wird im Abschnitt *Zusatzmaßnahmen* (Seite 76) aufgezeigt, wie die Wirkung gesteigert werden kann, und – falls man noch tiefer in die Materie einsteigen will – zeigt der Abschnitt *Plate Zapping* (Seite 164) auf, wie mit dem neu entwickelten »Plate-Zapping« eine noch spezifischere Anwendung durchgeführt, und diese sogar mit einer Reiztherapie kombiniert werden kann.

Dieses kleine Gerät kann der erste Schritt zu einer echten Verbesserung des eigenen Gesundheitszustandes sein. Jede Familie wird einen hohen gesundheitlichen Nutzen aus der Anwendung ziehen können. Im Grunde kann die Verbreitung dieses kleinen Gerätes den Gesundheitszustand der ganzen Bevölkerung positiv verändern.

Alan E. Baklayan

2| DIAMOND SHIELD – Universeller Schutz vor Krankheit

Allgemeine universelle Anwendung

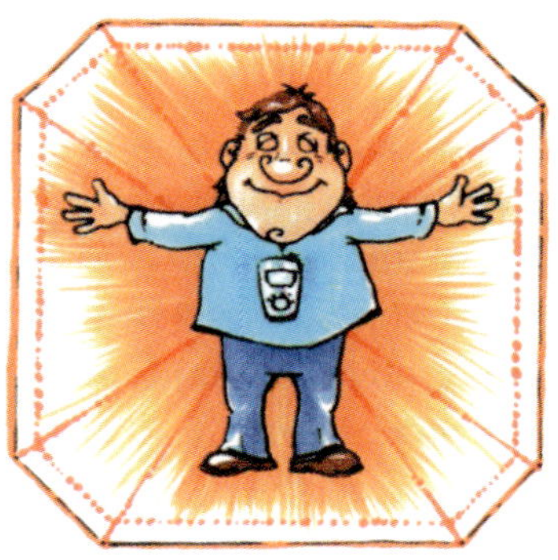

Können Sie sich vorstellen, dass es etwas gibt, das Sie vor den **Tausenden von äußeren krankmachenden Einflüssen,** die täglich auf Sie einwirken, **schützen** kann?

Können Sie sich vorstellen, dass Sie Ihre **Vitalität zurück** erobern können, so dass sie wieder in Ihrem alten Glanz scheint, **wie ein Diamant,** der gut poliert wurde, dessen kristalline Strukturen blendend seinen Glanz reflektieren?

Können Sie sich vorstellen, dass die meisten **kleinen Unpässlichkeiten,** die Sie täglich überfallen, allmählich **verschwinden** und der Vergangenheit angehören? So dass Sie sogar vergessen, dass Sie jahrelang darunter litten?

Durch das Befolgen von **zwei unabhängigen Prinzipien,** die Sie mühelos, sozusagen nebenbei, befolgen, können Sie dieses kristallklare Ergebnis erlangen.

Es sind **zwei Prinzipien,** die selbst so einfach und offensichtlich sind, dass, als ich sie nach und nach entdeckt habe, ich es nicht fassen konnte, dass ich nicht früher darauf gekommen bin.

Wie konnte ich das Naheliegende so übersehen? Ich war nämlich selbst nach einer feurigen Jugend durch chronische Überbelastung einem allmählichen körperlichen Verfall unterworfen und entwickelte in den letzten Jahren eine Fülle von Symptomen, die schleichend immer schlimmer wurden.

Es machte keinen Spaß mehr, jeden Morgen aufzuwachen und diesen Körper mit all seinen Wehwehchen, die zu viele sind um sie alle aufzuzählen, überhaupt noch zu bewegen und meiner Arbeit und meinen Verantwortungen nach zu kommen.

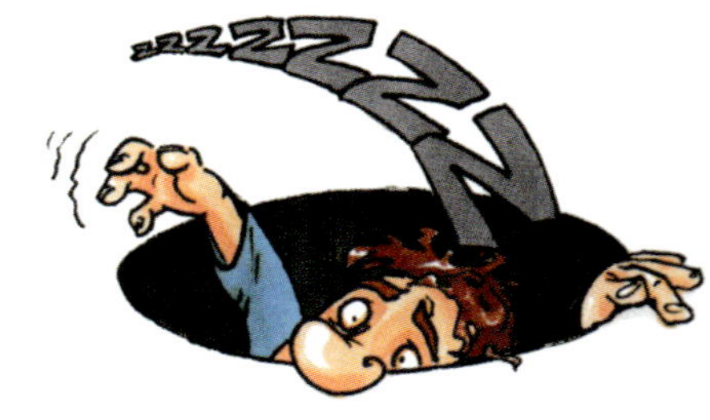

Zu einem gewissen Zeitpunkt erreichte ich ein solches Tief, dass ich allmählich die Hoffnung aufgab, mich jemals wieder physisch und psychisch altersgemäß zu fühlen.

Ich musste mich sogar mit dem Gedanken befassen meine Tätigkeiten aufzugeben.

Kennen Sie so etwas? Haben Sie es auch satt, jeden Tag unter den gleichen Symptomen zu leiden und nicht zu wissen, was zu tun ist?

Wenn ich Ihnen also gleich die zwei Prinzipien erkläre, die mich aus der Patsche geführt haben, so tue ich das keineswegs als jemand, der schon immer eine *diamantene unzerstörbare Gesundheit* genoss, sondern als jemand, der jahrelang verzweifelt war und genau versteht, wie Sie sich fühlen.

Inzwischen haben Hunderte meiner Patienten diese einfachen Prinzipien befolgt und davon dermaßen profitiert, dass ich die Struktur meiner Praxis umstellen musste, da viele Patienten einfach viel **schneller gesund** wurden!

Das erste Prinzip, das ich Ihnen vorstellen möchte, lässt sich in einem einzigen Wort zusammenfassen: **Überladung.**

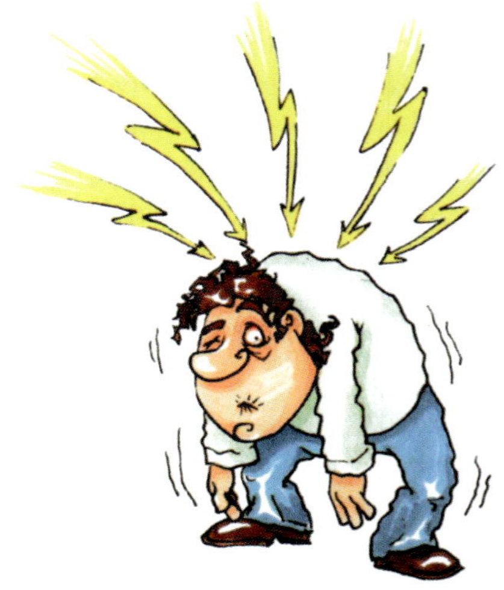

Was ist eine Ladung?

Ladung ist jede unverarbeitete, unverdaute Belastung oder Information auf physischer, psychischer (und weiteren) Ebenen.

Jede Ladung muss sich im Körper als eigenständiges Minifeld abspeichern, bis es verarbeitet und aufgelöst wird. *Die Natur dieses Minifeldes im Gewebe ist elektromagnetisch.*

Jedes Umweltgift, dem der Körper im Alltag ausgesetzt ist und das er nicht schafft zu verarbeiten, wird im Gewebe oder in Organen abgespeichert und produziert ebenfalls eine Ladung.

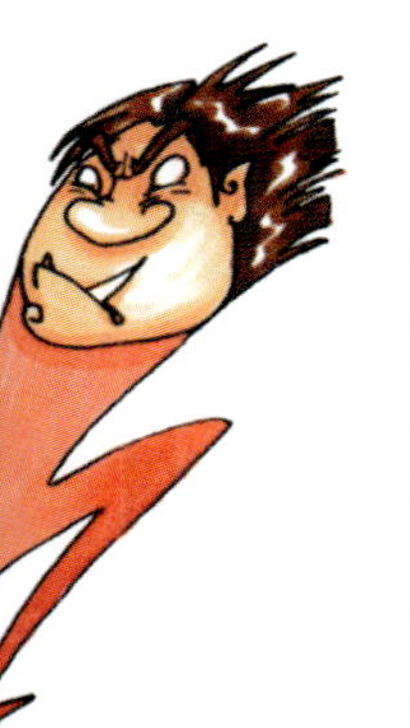

Wenn Sie sich über jemanden ärgern und gespannt sind (geladen sind), wird es ebenfalls im Gewebe abgelegt, bis es verarbeitet wird.
Wenn Sie mehr darüber erfahren möchten, lesen sie es bitte in den Abschnitten *Nochmals zu der Impuls-Entladung* (Seite 53) und *Erdung: eine moderne Notwendigkeit* (Seite 159) nach.

In dieser Konsumgesellschaft sind wir auf allen Ebenen so überladen, dass es gar nicht möglich sein wird, eine vollständige Liste des Ganzen zu fertigen:

Angefangen von

- der Flut an Informationen über sämtliche Medien …
- rasanten Veränderungen in der Gesellschaft
- seit Jahren herrschenden Sorgen über die Entwicklung der Weltwirtschaft
- elektrischen, elektromagnetischen und Hochfrequenz-Feldern, die uns stets umgeben …
- Unmengen an Giftstoffen, die jährlich von der Industrie neu produziert werden …
- Luftverschmutzung

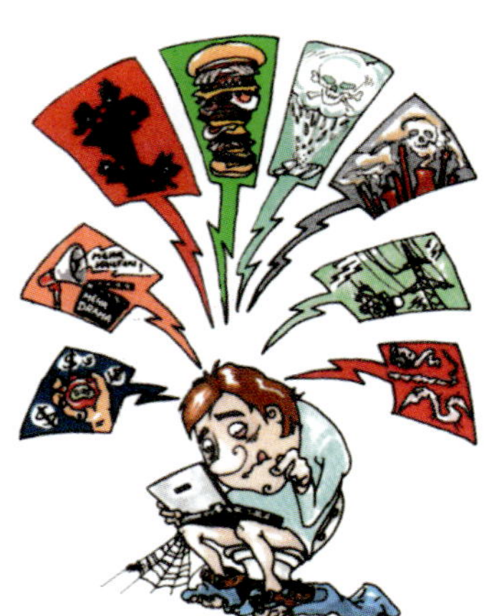

- Wasserverschmutzung
- negativem beruflichem Stress
- hohem Anspruch an Aussehen, Erfolg, beruflichen und sozialen Ansprüchen …
- sehr hohen Anforderungen in den modernen Beziehungen …

Die Liste ist bei weitem unvollständig … Aber jeder dieser Punkte produziert bereits mehr Ladungen als jemals von der Natur für den einzelnen vorgesehen war.

Haben wir uns je einen Moment gefragt, was das für die psychische und physische Anpassungsfähigkeit und Regulation des Körpers bedeutet?

Nun, ich kann Sie gleich beruhigen, denn ich höre schon Ihren Einwand: Die Lösung ist nicht, aus allem auszusteigen, alles zu reduzieren, um den erdrückenden Ladungen zu entkommen. Wir leben in dieser Welt, in dieser Zeit, und wir müssen damit fertig werden.

Die Lösung muss und kann also zwangsläufig nur in einer Entladung bestehen.

Ja, wenn es uns gelänge, eine Entladung der meisten Belastungen einfach und mühelos vorzunehmen, wäre das ganze System wieder in der Lage, alles zu regulieren und von selbst seine alte Vitalität zu erlangen.

»Ich wusste gar nicht, unter welchen Spannungen ich gelebt habe, das habe ich einfach nicht mehr gespürt…«

»Ich habe gar nicht gemerkt, in welchem energetischen Loch ich mich befand, wie schwarz alles war…«

»Ich hatte vergessen, wie vital ich mich in meiner Jugend gefühlt hatte…«

»Ich konnte nicht mehr klar denken, den ständigen Druck in meinem Kopf habe ich gar nicht mehr wahrgenommen...«

»Ich war stets müde und lustlos, bis ich Ihre Entladungsmethode...«

»Meine innere Unruhe verschwand nach und nach, unglaublich! Wusste gar nicht mehr, dass das möglich ist...«

»Ich schlafe wieder tief und ich schlafe wieder durch... Es ist ein Wunder, nach all diesen Jahren...«

»Meine rheumatischen Beschwerden sind so viel besser geworden... ich kann meine Finger wieder bewegen... ein Segen!«

Dies sind nur einige Aussagen von Patienten, die diese einfache Methode für eine kurze Zeit angewendet haben... Aber wie? Wie kann man sich so einfach entladen?

Bevor ich das beantworte, muss ich Ihnen das **zweite Prinzip** vorstellen: **SCHUTZ SCHILD**

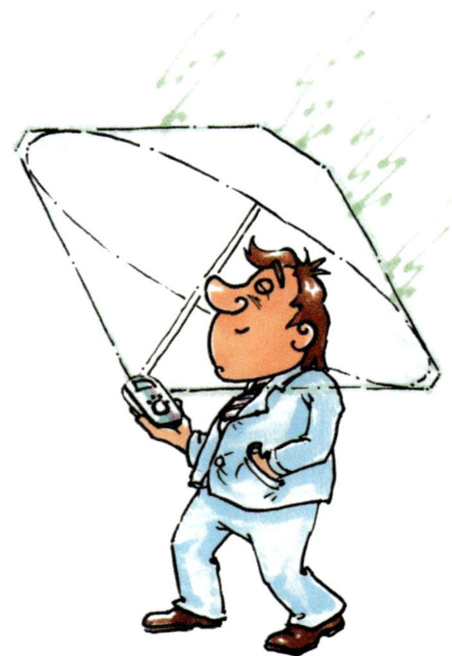

Ganz am Anfang habe ich die Frage gestellt: *Können Sie sich vorstellen, dass es etwas gibt, das Sie vor den Tausenden von äußeren krankmachenden Einflüssen, die täglich auf sie einwirken, schützen kann?*

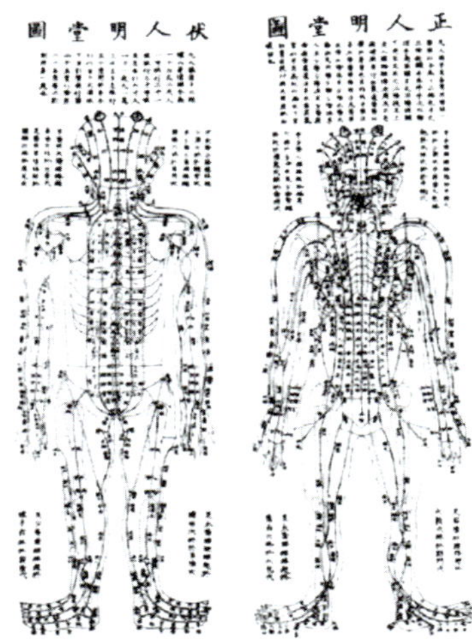

Nun das Erstaunliche ist, dass es dieses System im Körper bereits gibt, aber es ist inaktiv geworden!

Die Natur hat Vorsorge getragen und uns mit einem wunderbaren energetischen Netzwerk von Meridianen versehen.

Das energetische System der Meridiane, die an der Körperoberfläche fließen, hat genau diese Aufgabe: nämlich uns vor äußeren Einflüssen zu schützen.

Es ist ein fein gewobenes Netz, das die Oberfläche des Körpers durchzieht, wie das Eisenhemd einer Ritterrüstung, das die Funktion hat, Stiche und Hiebe nicht durchzulassen.

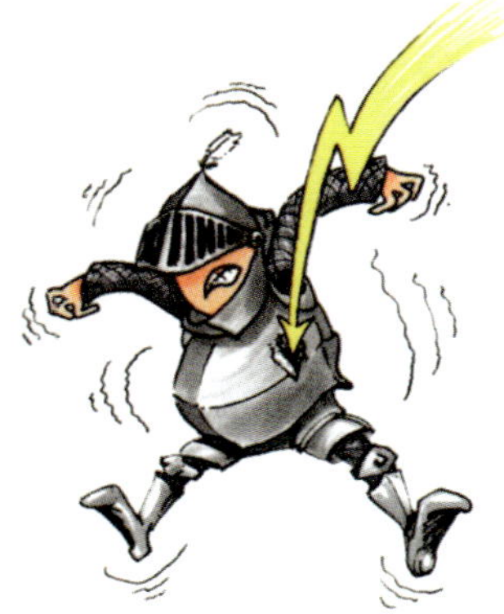

Aber wenn täglich zu viele Hiebe einwirken und dieses Gewebe ständig Risse bekommt, dann fehlen Verbindungen an manchen Stellen, während Knoten an anderen entstehen. Rost entsteht durch Wetter-Einflüsse (Ladungen). Genau das ist der Zustand, zu dem unser Schutz, unser Schild degeneriert ist.

In der chinesischen Kampfkunst und im Chi Gung wird schon immer daran geübt, dieses Meridian-System so zu stärken und zu reinigen, dass man einen so genannten **diamantenen Körper** erlangt, und sogar Schläge und Hiebe einem nichts mehr antun können …

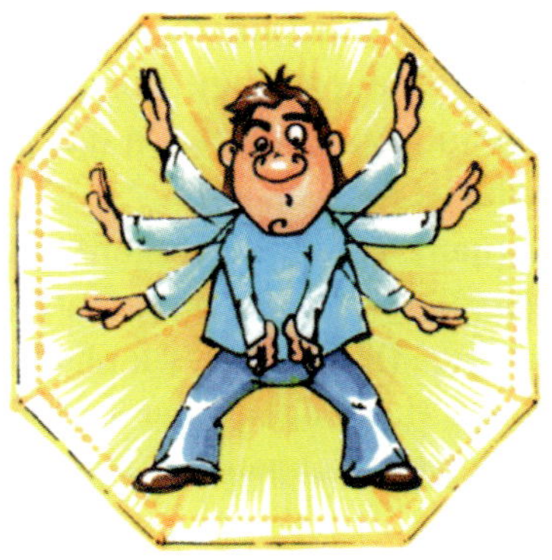

Wir benötigen also nur zwei Sachen:
Eine regelmäßige Entladung
und einen funktionierenden diamantenen Schutzschild.

Worin besteht die Verbindung zwischen diesen zwei Prinzipien?

Hier muss ich Sie in eines der Geheimnisse des Wunderwerkes unseres Körpers einführen: Jeder Meridian als energetischer Repräsentant und Funktionskreis eines Organs **transportiert und reguliert alle Ladungen** dieses Organs. Es ist das Netz, das alles speist und alles Überflüssige abtransportiert.

Wenn es uns also gelingt, diesem ganzen System von Meridianen täglich den richtigen **IMPULS** durch deren eigene Schwingungen zu geben und es gleichzeitig zu **ENTLADEN** haben wir genau das erreicht. Deswegen nenne ich diese Anwendung: **DIAMOND SHIELD** I (Impuls) und E (Entladung).

Denken Sie an das Ab- und Frischwasser-System (Meridian System) eines Gebäudes, das es mit frischem Wasser versorgt und den ganzen Dreck, Abfälle in die Kanalisation zurück führen muss. Wenn dieses System schwer verstopft ist, und die üblichen Mittel nicht mehr funktionieren, muss der Klempner das ganze System an einen Rüttler anschließen (Diamond Shield Zapper), der die ganzen Röhren mit einer Schwingung reinigt. Der von den Röhrenwänden gelöste Schmutz, Kalk und so weiter wird dann in die Kanalisation (Entladung in die Erde) weitergeleitet.

Nur wenn die Frequenz genau die Eigenfrequenz des Materials erreicht, löst sich der ganze Dreck. Eine zu hohe Frequenz wirkt nicht und eine zu niedrige (langsames Klopfen) ebenfalls nicht.

Wohin geht der Dreck (Ladungen), der sich nun gelöst hat, hin? Nun, wohin gehen alle Entladungen der Natur hin? **IN DIE ERDE!** So einfach ist das.

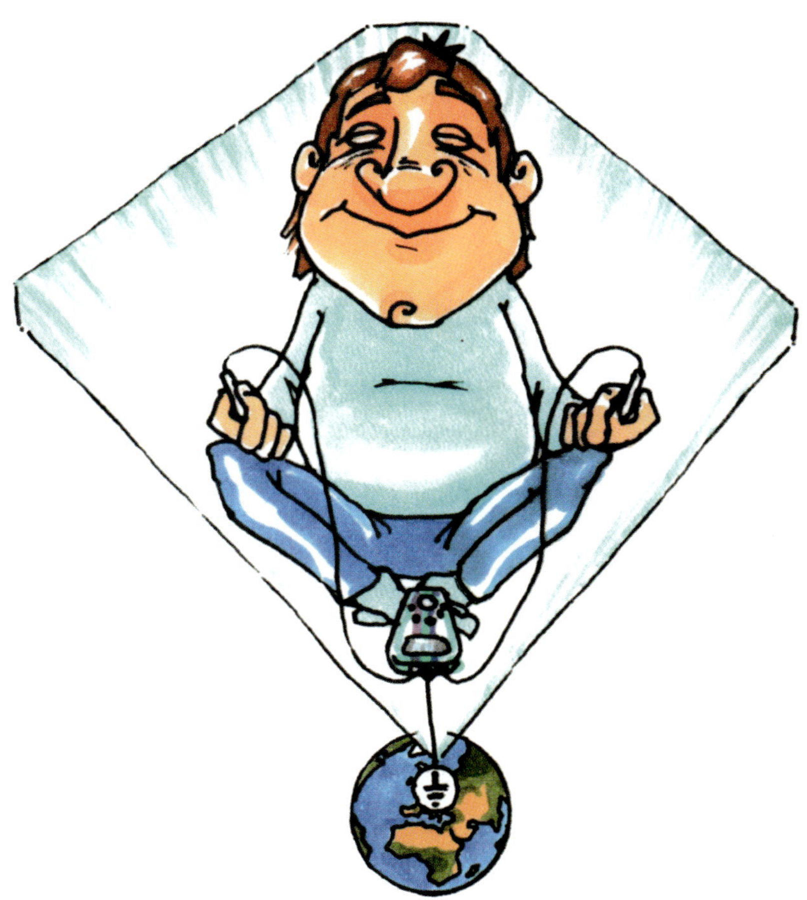

Zusammenfassung

Wir müssen also nur noch alle Meridiane in ihrer eigenen Frequenz schwingen lassen, also den Diamond Shield wirken lassen: Dadurch werden sich alle Ladungen im Körper lösen und abtransportiert – Impuls – und indem wir uns erden, können wir diese Ladungen los werden – Entladung.

Was wäre, wenn ich Ihnen sagen würde, dass diese Prinzipien zu einer einzigen Anwendung gehören, die in weniger als 10 Minuten mühelos ausgeführt werden kann?

Das Leben von Mr. Fred D. Zappar sieht so aus:

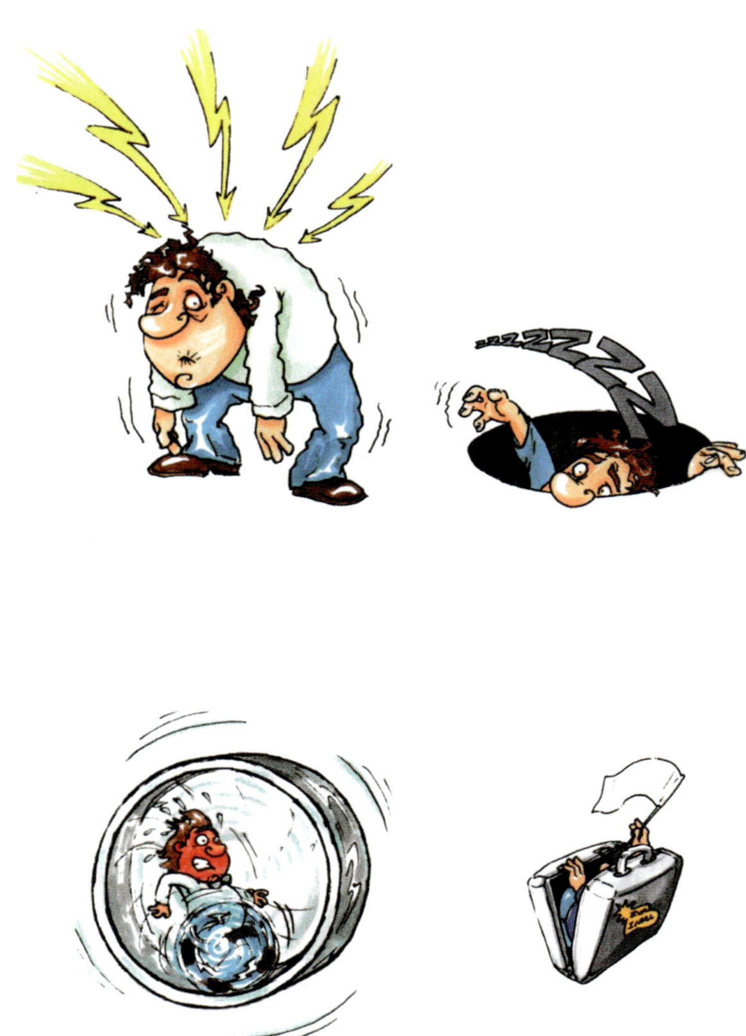

Was er eigentlich braucht:

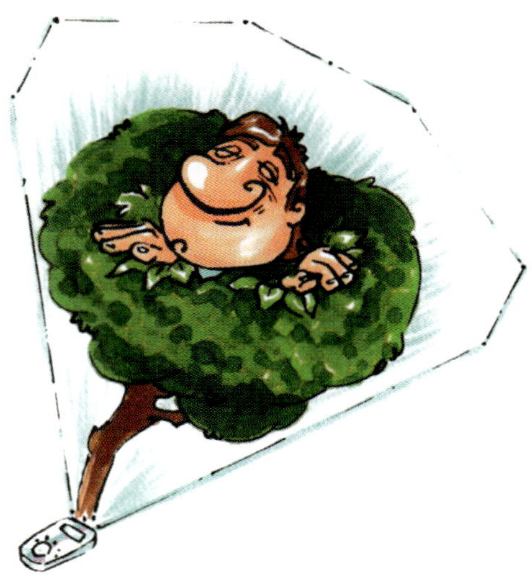

1. Lange Therapie, um die Belastung aus der Luftverschmutzung auszuleiten

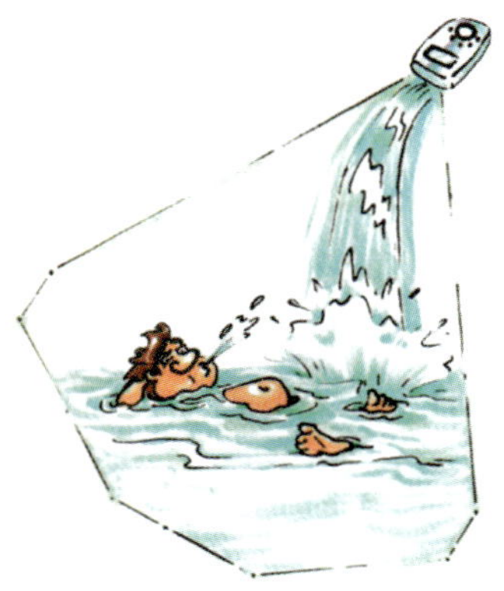

2. Lange Therapie, um die Belastung aus der Wasserverschmutzung auszuleiten

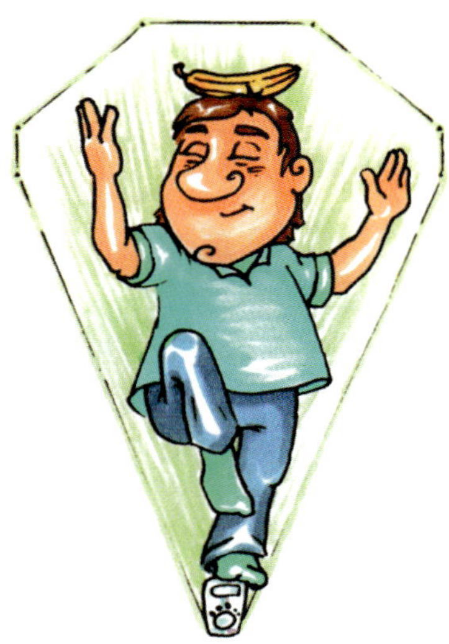

3. Lange Therapie, um die Konsequenzen der falschen Ernährung auszugleichen und zu einer balancierten Diät zu finden.

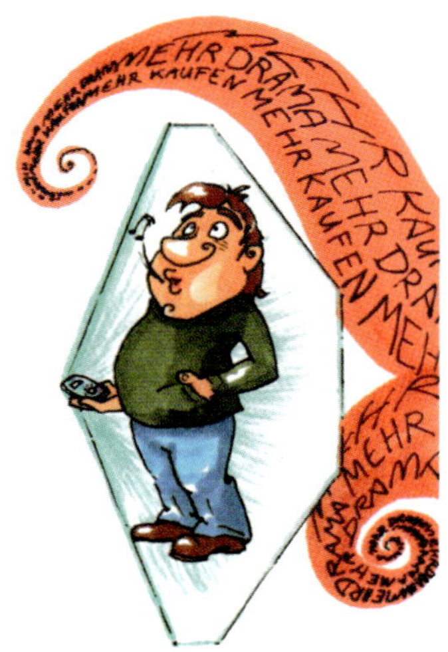

4. Lange Therapie, um sich vor psychischem Stress zu schützen.

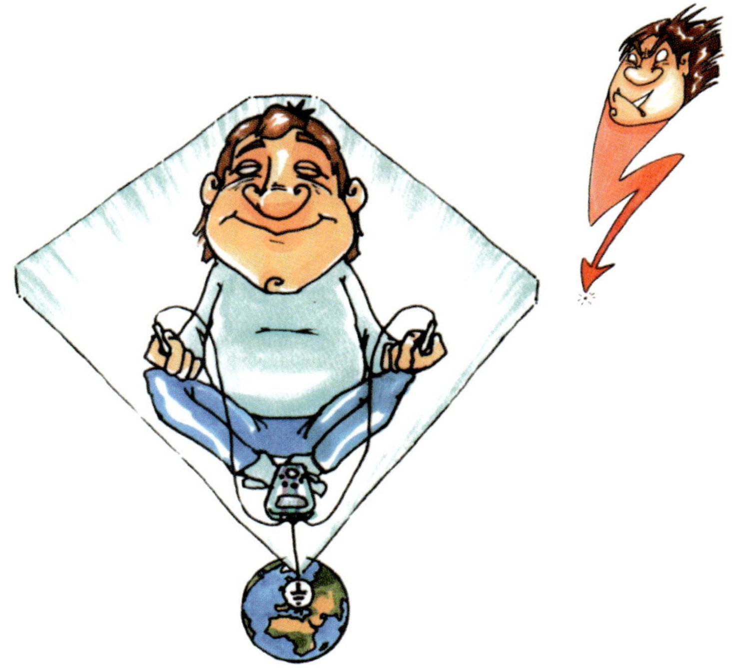

5. Lange Therapie, um sich von seinen Ladungen zu befreien

Die Lösung für alles: Ganz einfach nur eine Anwendung

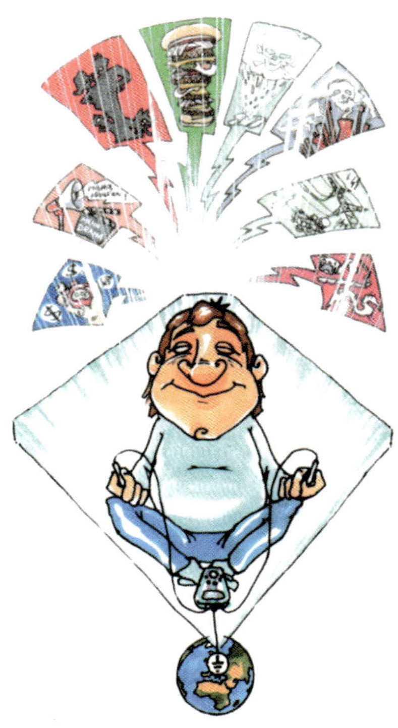

Darf ich mich vorstellen?
Diamond … Fred Diamond Zappar

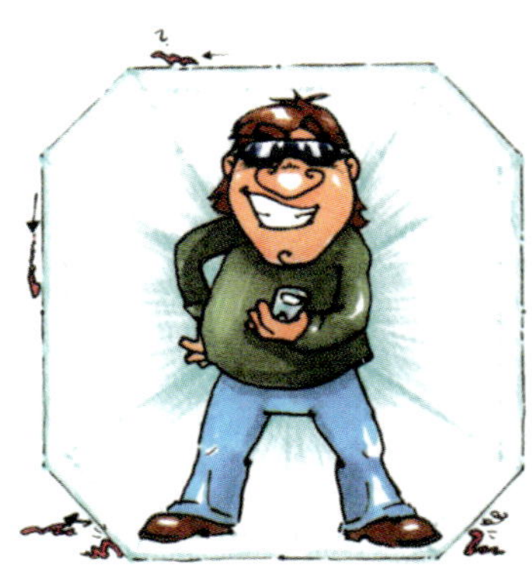

Allgemeine universelle Anwendung

Sie denken bestimmt, dass die Verwendung dieser Anwendung höchst kompliziert ist und eine ausführliche Schulung benötigt. Ich kann Sie beruhigen und es für Sie zusammenfassen:

- Halten Sie die Elektroden in den Händen
- Stecken Sie den Spezial-Stecker in Ihre Steckdose, um geerdet zu sein.
- Schalten Sie das Gerät ein.
- Alles geschieht automatisch.

Das war's.

Achtung, Hinweis: Wenn das Programm abgelaufen ist, ist es günstig, die Elektroden noch für ca. 50 Minuten zu halten, um weiter geerdet zu bleiben. (siehe Abschnitt *Erdung: eine moderne Notwendigkeit*, Seite 159).

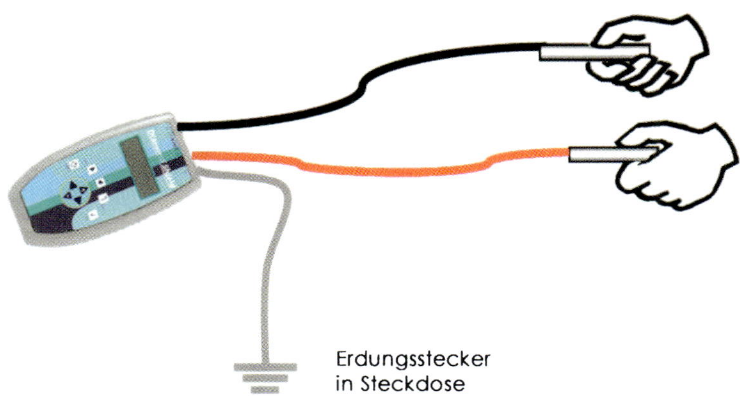

Fertig!

Übrigens handelt es sich um einen Plastik-Stecker, der nur mit der Erde Kontakt hat. Sie sind also nicht an die elektrische Leitung angeschlossen.

Hinweis: Während eines Gewitters soll die Erdung nicht angewandt werden.

Trinken Sie währenddessen und anschließend viel reines stilles Wasser, um dem Körper in dem Prozess zu helfen.

Mehr brauchen Sie nicht.

Wiederholen Sie diese Anwendung täglich oder mindestens 3 Mal wöchentlich in den nächsten 6 bis 12 Wochen oder länger, um eine bleibende Wirkung zu erzielen.

Anschließend genügt es, einmal in der Woche das Programm ablaufen zu lassen.

Anwendung im akuten Fall

Bei akuten Beschwerden, Entzündungen, Schmerzen, Unruhen, Stress hat es sich bewährt, den Diamond Shield mehrmals ablaufen zu lassen (bis zu 5 Mal hintereinander).

Und jetzt lassen Sie sich in die Welt der Therapien mit Schwingungen entführen:

Die Geschichte des Zappers

1890 – 1961 Dr. Roger de la Fuye entwickelt das erste Elektro-Akupunktur-Gerät.

1945 – 1954 Dr. R. Rife arbeitet mit einem Frequenzgenerator, um Erreger zu bekämpfen. (Siehe Barry Lines, *The cancer cure that worked*)

1950 Dr. Reinhold Voll fängt an, die Elektro-Akupunktur nach Voll zu verbreiten.

1970 TENS-Geräte (Transkutane elektrische Nervenstimulation) werden entwickelt.

1988/89 Frau Dr. Clark entdeckt die elektrische Resonanz von verschiedenen Parasiten und Erregern. (Siehe Hulda R. Clark, *Heilung ist möglich*)

1994 Dr. Clark entdeckt die klassische Anwendung des Zappers mit einer Rechteckwelle mit positivem Offset.

1998 Dr. Beck veröffentlicht seine Forschungen auf dem Gebiet der Mikrostrom-Therapie.

2006 HP Baklayan entdeckt die ersten TREF Frequenzen (Terrain Regulation mit elektrischen Frequenzen)

2009 HP Baklayan entwickelt eine Zusammensetzung von 24 Frequenzen, die alle Meridiane des Körpers in Ausgleich bringen und als **Golden Stream Programm** bekannt werden.

2010 HP Baklayan entdeckt die **Harmonikalische Frequenz-Therapie,** die alle energetischen Bahnen und Funktionen des Körpers in ein mathematisches Verhältnis setzt.

2012 HP Baklayan entdeckt die revolutionäre Methode der **Impuls- und Matrix-Entladungs-Therapie.**

2012 HP Baklayan entwickelt **den Diamond Shield** auf der Grundlage der 24 Frequenzen des **Golden Stream Programms,** dadurch dass:

1. einige Frequenzen ersetzt werden mussten, da jetzt das **Harmonikalische Frequenzsystem des Körpers entschlüsselt** war und viel **präzisere Frequenzen** eingesetzt werden konnten. Dies entsprach dem Regulations- und Harmoniebestreben des Körpers.
2. alle Frequenzen des **Diamond Shield moduliert** wurden durch eine **zweite Frequenz,** die in einem exakten mathematischen Verhältnis zur ersten steht. Dadurch wird die Effektivität dieser Anwendung nochmals **vervierfacht.**

Der Diamond Shield ist somit die erste universelle Frequenz-Anwendung, die innerhalb weniger Minuten das ganze energetische Gefüge (Meridian System) ausgleicht und in die Regulation zurückführt.

Alle oben genannten Entwicklungen der letzten 120 Jahre, Programme nach Clark, Rife, Beck, TENS, Harmonikalische Frequenztherapie, Diamond Shield, Impuls und Entladung sind in einem einzigen kleinen handlichen und kostengünstigen Gerät enthalten.

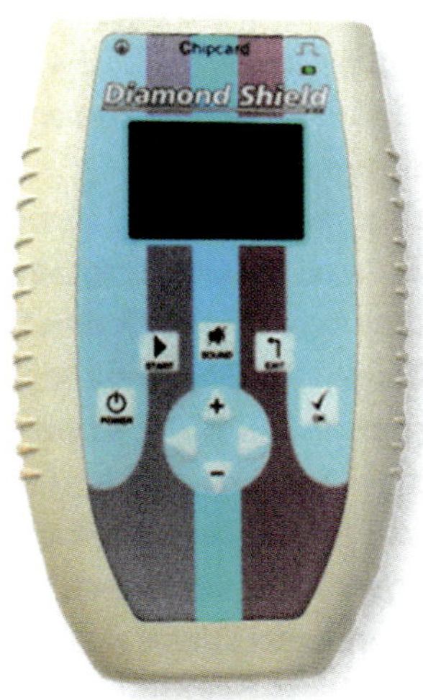

Denkmodell zur Wirkungsweise

Der Zapper ist eigentlich nur ein kleiner Frequenz-Generator, der verschiedene Arten von Frequenzen erzeugt, mehr nicht. Die therapeutische Wirkung kann in zwei große Kategorien unterteilt werden:

- die unspezifische Wirkung des Rechteck-Stromes mit positivem Offset selbst, der auf alle Mikroorganismen im Körper stark schwächend wirkt und dadurch dem Immun-System des Körpers erlaubt, sich dieser Eindringlinge zu entledigen.
- die spezifische Wirkung von bestimmten Frequenzen gegen die jeweiligen Mikroorganismen.
- die (zusätzliche) Wirkung der harmonisierenden Frequenzen, die spezifische therapeutische Wirkungen entfalten.
- die Übertragung von Informationen. (Bioresonanz Therapie)

Erklärung der 4 Wirkungen

Das Rechteck mit positivem Offset ist eine künstlich erzeugte Wellenform, die in der Natur nicht vorkommt.

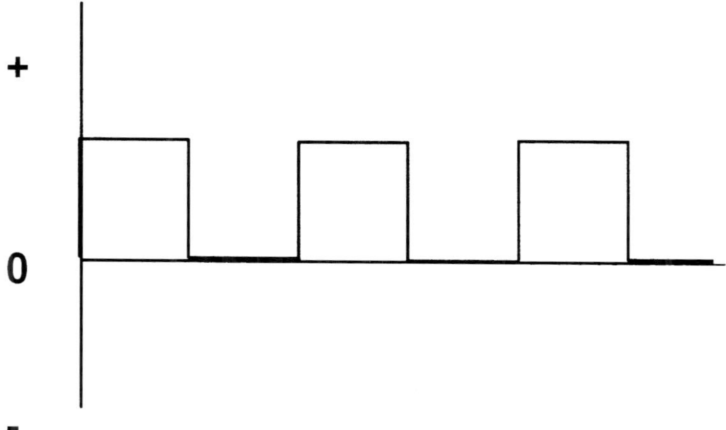

Das Rechteck mit positivem Offset mit Restspannung ist die aggressivste Form, die Frau Dr. Clark entdeckt hat. Sie wirkt besonders zerstörerisch auf Mikroorganismen.

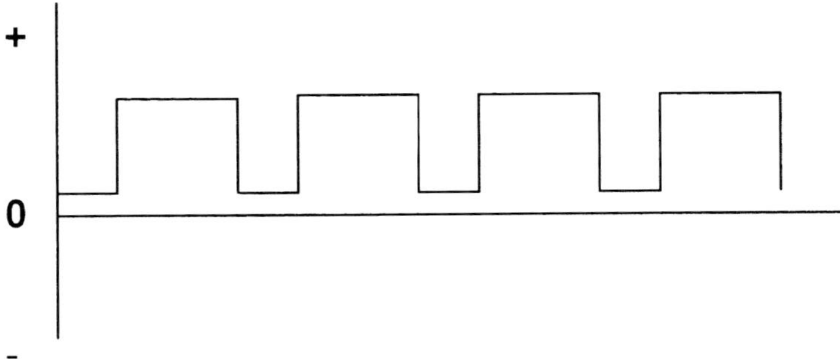

Wir verwenden diese Form, um Parasiten, Mykosen, Bakterien und Viren zu bekämpfen.

Da ein Rechteck immer eine Zusammensetzung aus vielen Sinuswellen ist, ist auch seine Wirkung breit gefächert. Es ergibt sich daraus, dass durch eine einzige unspezifische Wirkung fast alle Mikroorganismen geschwächt werden.

Verwendet man die eigene Frequenz dieser Mikroorganismen, kann man unter Verwendung der Frequenztabellen von Dr. Clark oder Dr. Rife spezifisch diese Erreger therapieren. (siehe www.selbsthilfe-baklayan.com/frequenzen-clark-rife.htm)

Wobbelt man zwischen der Anfangs- und Endfrequenz dieses Mikroorganismus, ist die Wirkung natürlich um ein vielfaches besser. Der Diamond Shield Zapper ist in der Lage, Frequenzbereiche zu wobbeln (zwischen jeweils zwei Frequenzen hin und her zu schwenken, auch Sweep genannt) und damit den ganzen Frequenzbereich eines Mikroorganismus abzudecken. Dies allein ist schon eine Sensation.

Es gibt auch die Möglichkeit, Frequenzen nicht **gegen** Pathogene einzusetzen sondern **für** die Unterstützung der Organe. Verwendet man ausschließlich die normalen Wellen als Rechteck-Frequenzen und versetzt die Organe sanft in ihre eigene Schwingung, kann man deren Funktionen harmonisieren. Hier kommen eher die tieferen Intensitäten (Voltzahl) in Betracht.

Mikroströme

Nach dem Arndt-Schulz-Gesetz (wenig wirkt viel) stellt sich heraus, dass sich die größte Wirkung im Mikrostrombereich entfaltet. Der Diamond Shield Zapper IE ist in der Lage, geringste Intensitäten bis zu 0,1 Volt zu erzeugen.

Die Übertragung von Informationen mit Wobbeln und Mikroströmen (Bioresonanz Wirkung)

Durch Mikroströme und Wobbeln eines ganzen Frequenzbereiches im tiefen Intensitätsbereich zeigte sich deutlich, dass die Wirkung des Plate Zappens sich sehr verbesserte. Dadurch kann man mit einem einfachen Zapper eine wirklich effektive Bioresonanz-Therapie durchführen.

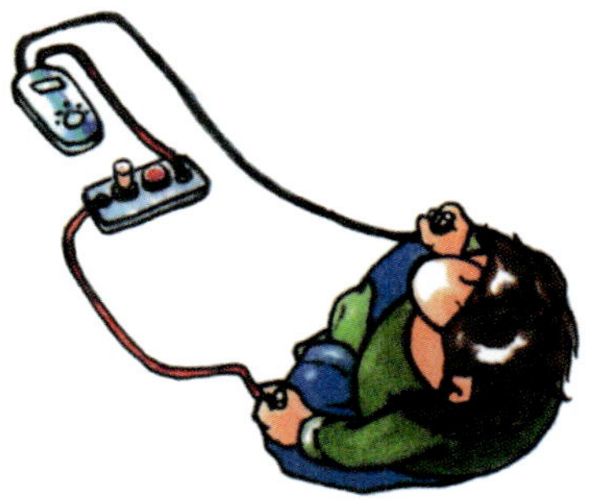

Will man sich ausschließlich die einfache Wirkung zunutze machen (Rechteck mit positivem Offset, um Mikroorganismen zu schwächen), sollte man sich am besten einen ganz billigen Zapper entweder selbst bauen oder kaufen. Dies wäre allerdings sehr bedauerlich, denn man kommt damit in aller Regel nicht weit, und es entgehen einem Tausende von Möglichkeiten, die uns inzwischen durch die Frequenzen zur Verfügung stehen.

Möchte man aber die ganze Palette der zur Verfügung stehenden Möglichkeiten für sich und seine Familie nutzen, sollte man wirklich vorher verstehen, dass ein kleiner Frequenz-Generator (Zapper), mit dem man JEDE beliebige Frequenz erzeugen kann, nicht teuer sein muss!

Ich darf hier in aller Offenheit vor einer »unsinnigen« Entwicklung warnen, Entwicklungen die sicher nicht zum Wohle des Anwenders gedacht sind, sondern zum ausschließlichen Nutzen der Hersteller.

Es ist nicht verständlich, dass auf dem Markt Zapper angeboten werden, die gerade mal zwei oder drei (angeblich spezielle) Frequenzen erzeugen können, aber in der Anschaffung drei- bis vier-mal! teurer sind als Geräte, die alle Frequenzen erzeugen können! Nur ausgeklügelte Marketing-Strategien und falsche Versprechungen ihrer Hersteller über die Wunderwirkung ihrer Geräte erlauben es ihnen, dem getäuschten Käufer das Geld aus der Tasche zu ziehen.

Dass die Geräte wirken, ist ja unumstritten, da der Rechteck-Strom immer eine allgemeine unspezifische Wirkung hat.

Die Frequenzen dieser spezialisierten Geräte, die – angeblich – schneller wirken sollen, lassen sich genauso über Chipcards abspielen oder (mit dem Diamond Shield Zapper IE Professional, der in der Anschaffung aber immer noch billiger ist als all diese spezialisierten Geräte) direkt eingeben.

Nun zur guten Nachricht: Folgende neue Entwicklungen sind uns in den letzten Jahren nach und nach gelungen:

Diamond Shield: eine Auswahl von zwei Dutzend Frequenzen, die in der Lage sind, alle Meridiane des Körpers auszugleichen, das bedeutet, den Energiefluss des ganzen Körpers zu regulieren.

Basierend auf den Frequenzen der Harmonikalischen Schwingungen nach Baklayan enthält der Diamond Shield Zapper folgende vorinstallierte Anwendungen:

- **Wohlfühlprogramm:** eine eigene Wohlfühl- und Einschlaf-Anwendung, in Kombination mit der Erdung ein Renner!
- **Entspannung:** bei angestautem Stress eine emotionale Entladungs-Anwendung
- **Rü:** basierend auf den Frequenzen des Blasen-Meridians ein Programm, das sofort spürbar alle Rückenbeschwerden lindert

Des Weiteren sind folgende Zusatzprogramme erhältlich:

- **Über 50 DiamondChipCards**, die in der Therapie von verschiedenen Beschwerden eine sehr gute Unterstützung anbieten, und es werden ständig neue entwickelt.
  Achtung: in allen DiamondChipCards sind die Frequenzen moduliert, zum Teil gewobbelt, und die Impuls-Entladungstechnologie ist mit beinhaltet.
  Weitere Informationen darüber kann man sich kostenlos als *eBook herunterladen unter: http://www.diamond-shield-zapper.com/baklayan-ebook-chipcards.pdf*
- **Lymphdrainage:** ein spezielles Programm mit einstellbarer modulierter Intensität, das innerhalb von wenigen Minuten in der Lage ist, Lymphstaus zu bewegen.
- **BB, die Blutdruck-Bremse**, eine speziell modulierte Frequenz, die in über 80 Prozent der Fälle innerhalb weniger Minuten den Blutdruck senkt.
- **Harmonische Schwingungstherapie, TREF (Therapie und Regulation mit Elektrischen Frequenzen):** eine mathematisches System von abgestimmten Frequenzen, die die verschiedenen Funktionen des Organismus unterstützen können.

Die Liste ist sicher unvollständig, aber das Wichtigste ist, dass all diese neuen Entwicklungen immer noch mit dem gleichen preisgünstigen Gerät erzeugt werden, einfach mittels ChipCards.

DiamondChipCards Ind

Chip Card Driver können aber auch individuell programmiert, das bedeutet auf Ihr Krankheitsbild abgestimmt, werden. Dazu benötigt man den Diamond Shield Professional. Diese individuellen Karten nennt man Ind ChipCards. Diese Karten können auf jedem normalen Diamond Shield abgespielt werden.

Sie dachten, das wäre alles? Nein, es kommt noch mehr!

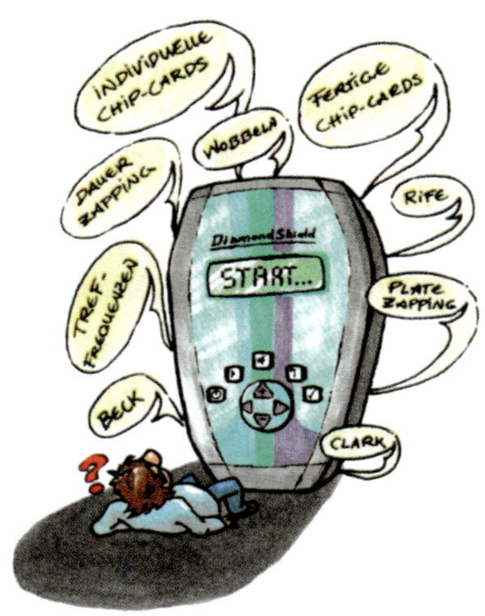

Weitere integrierte Anwendungsmöglichkeiten

Achtung, im Gegensatz zu allen vorläufigen Zapper-Modellen werden in den meisten Programmen

1. alle Frequenzen moduliert (das erkennen Sie an den »-M«-Zeichen) und
2. die Impuls-Entladungs-Technologie kommt zum Einsatz

Dies erhöht die Effektivität der Anwendung erheblich.

- Gr-M: Bei aufkommendem grippalem Infekt stehen Ihnen diese Frequenzkombinationen zur Verfügung.
- Sc-M: bei Schnupfen
- Bo-M: bei Borreliose
- Sch-M: bei Schmerzen
- Rü-M: für den Rücken
- Es-M: zur Entspannung
- Wf-M: zur Ausgeglichenheit und zum Wohlfühlen.

Natürlich sind die bewährten früheren Anwendungen mit enthalten:

- Frequenz nach Dr. Beck (siehe www.robertbeck.org)
- 7 – 20 – 7 – 20 – 7: Das klassische Dr. Clark Programm

- Frequenz zur Steuerung des Zappicators
- Dauerzapp
- Infoübertragung zur Steuerung des Plate Zappens (siehe Abschnitt *Plate Zapping* Seite 168)
- Sch-T: 3 Frequenzen analog den TENS-Frequenzen (Transkutane elektrische Nerven-Stimulation). Diese sind besonders bei Schmerz-Zuständen zu versuchen.

Achtung, dies ist der aktuelle Stand des Diamond Shield Zappers, also im Mai 2013. Die Entwicklung geht aber ständig rasant weiter, und neue Möglichkeiten werden stets hinzugefügt.

Nein, es ist keineswegs kompliziert, sondern einfach vielfältig, dadurch dass

1. mit Frequenzen praktisch alles zu steuern ist,
2. durch den Fortschritt der Elektronik (Mikroprozessor-Technologie, etc.) alles in ein so kleines Gerät hineingepackt werden kann,
3. was früher eine große Investition war, heute für jeden erschwinglich geworden ist.

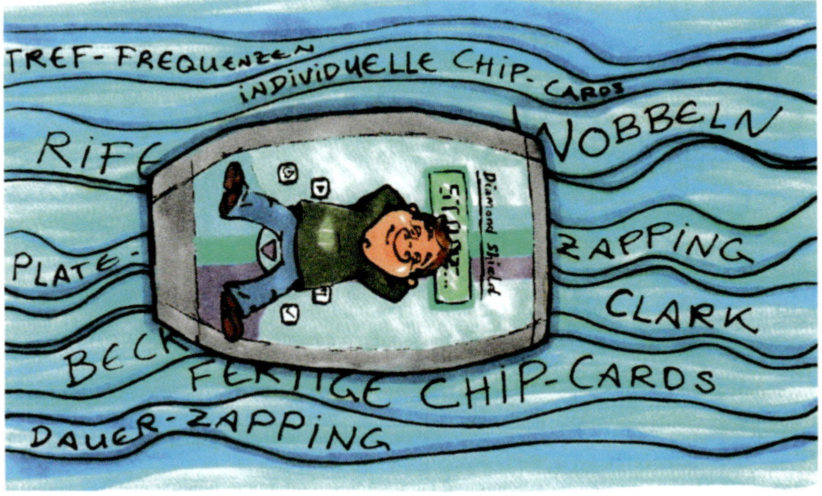

Wie Sie sehen können, ist bei diesem Gerät der Kosten-Nutzen-Faktor bis zur äußersten Grenze ausgereizt worden.

Rechnen Sie den Preis für die Anzahl der Geräte, die in diesem einen Diamond Shield enthalten sind (Zapper, TENS, usw.), kommen Sie leicht auf den fünffachen Preis.

Dies deckt sich mit der Philosophie des Herstellers, dass dieses kleine Gerät in jede Hausapotheke für die ganze Familie gehört.

3| Fit und vital mit dem Diamond Shield Zapper

Die praktische Anwendung

- Zappen verbessert die Fließeigenschaft des Blutes und löst Verschlackungen und Verklebungen auf
- Die Frequenzen des Diamond Shield Zappers öffnen die Zellmembran und begünstigen dadurch den intrazellulären Austausch
- Zappen dämpft die Aktivität aller Mikroorganismen; dadurch werden diese durch das Immunsystem angreifbar
- Schmerzzustände verbessern sich!

Nach Erfahrungen vieler Therapeuten und Anwender treten diese Wirkungen bei täglicher Nutzung bereits nach drei Minuten ein. Soll der Zapper zur Steigerung von Vitalität und Gesunderhaltung eingesetzt werden, ergibt sich folgende Anwendung:

Zapper-Anwendung als Kur (Schema 1)

Bei Beschwerdefreiheit – um fit zu werden und um gesund bleiben zu können:

1 x täglich	Diamond Shield täglich ablaufen lassen
3 x 1 täglich	Grundunterstützungs-Vitamintabletten **DermaVital** einnehmen
2 Liter	hochwertiges, mineralarmes Wasser trinken

Zusätzlich bei jeglicher Immunschwäche, chronischen Infekten oder viralen Belastungen:

Samento 1 x 5 Tropfen täglich einnehmen

Liegen keine chronischen Erkrankungen vor, sollte am Anfang mindestens sechs Wochen lang täglich die Diamond Shield Zapper-Anwendung nach Schema 1 durchgeführt werden.

Um gleichzeitig Erreger und Parasiten unspezifisch abzuschwächen

Gehen Sie auf Dauerzapp und lassen Sie zusätzlich das Programm 3 Minuten täglich ablaufen. Dadurch schwächen Sie alle vorhandenen fremden Mikroorganismen.

Wenn der Biofrequenz-Strom alle Mikroorganismen in ihrer Vitalität abschwächt – warum muss dann der Zapper öfter als einmal verwendet werden? Die Antwort ist einfach: Strom fließt immer den kürzesten Weg und nimmt den Weg des geringsten Widerstandes. Er fließt immer an der Oberfläche der Organe. Das bedeutet, wenn sich im Körper fremde Organismen durch Einatmen oder durch Aufnahme verunreinigter Nahrung tief im Körper eingenistet haben, werden nur diejenigen Organismen erreicht, die während der jeweiligen Anwendung auch vom Strom erfasst werden. Dies ist der Grund, warum tägliche Anwendung für längere Zeit erforderlich sein kann.

Achtung! Durch Modulieren aller Frequenzen in dem neuartigen Diamond Shield Zapper IE wird eine viel gründlichere Wirkung erzielt und Erreger in der Tiefe des Körpers besser erfasst. Dadurch sind die Fortschritte der Therapie sicherer und schneller.

Möglichkeit des Dauerzappens

Eine weitere Möglichkeit ist, statt 3 x 7 Minuten auf »Dauerzapp« zu gehen und sich längere Zeit am Stück zu zappen. Dieses Verfahren empfiehlt sich für spezielle Anwendungen, z. B. bei aufkommenden Erkältungen.

Der Diamond Shield Zapper bei Erkältung und grippalem Infekt

Dies ist eine der schönsten Anwendungsmöglichkeiten des Zappers, von der die gesamte Familie profitieren kann. Bei aufkeimenden Erkältungen und grippalen Infekten hat sich der Zapper als extrem hilfreich gegen die anschwellende Flut von Bakterien bewährt, die er sofort reduziert. Direkt nach der Anwendung des Zappers ist die Zahl der Bakterien nachweisbar massiv reduziert. Zapper-Anwender berichten begeistert von ihren Erfolgen, speziell was den Verlauf bei grippalen Infekten oder einfachen Erkältungen betrifft. Bereits im Anfangsstadium, wenn die ersten Anzeichen einer Erkältung auftauchen, ist sofortiges Dauerzappen angesagt. Zusätzlich sollte viel *natürliches Vitamin C* eingenommen und eine große Menge stilles, mineralarmes Wasser getrunken werden! In den meisten Fällen genügt dies, um die beginnende Erkältung in den Griff zu bekommen. Allein aus diesem Grund lohnt sich die Investition in einen Zapper, da er wie ein »Medikament« wirkt.

Selbstbehandlung bei akuter Erkältung und Grippe

1. Auf Dauerzapp gehen, ca. 20 Min. bis 45 Min. zappen, bis der Zustand sich spürbar verbessert (Aufhellung des Kopfes, Besserung des Allgemeinzustandes, Rückgang des Hustens etc.)
2. Drei **Grundunterstützungs-Vitamintabletten DermaVital** einnehmen oder natürliches Vitamin C.
3. 20 bis 30 Min. warten, bis Zustand sich wieder ändert
4. Erneut Zapper benutzen und auf »Dauerzapp« gehen
5. **Grundunterstützungs-Vitamintabletten DermaVital** und natürliches Vitamin C (Super C von Dr. Lange) einnehmen
6. Viel reines Umkehr-Osmose-Wasser oder Plose-Quell-Wasser trinken
7. Solange wiederholen, bis Verbesserung anhält
8. Kräftig abduschen und schlafen/ruhen

Alternative: Lassen Sie das Programm

- Gr-M (Grippe-Frequenzen moduliert) und
- Sc-M (Schnupfen-Frequenzen moduliert)

mehrmals hintereinander ablaufen, bis der gleiche Effekt eintritt, und bleiben Sie anschließend geerdet (mindestens 50 Minuten). Sie werden über den Effekt erstaunt sein.

Vitamin C

Obwohl es etwas profan und vereinfacht klingt, so ist Vitamin C doch einer der wichtigsten Katalysatoren, die der Körper für eine Menge von Prozessen benötigt. Es ist deshalb so wichtig, weil Vitamin C vom menschlichen Körper selbst nicht hergestellt werden kann. Es muss ständig zugeführt werden. Heutzutage hat der Vitamingehalt der Nahrung drastisch abgenommen. Dies geschieht sowohl durch Umweltgifte als auch durch die Wachstumsbedingungen von Obst und Gemüse wie auch deren Verarbeitung. Verschiedene wissenschaftliche Untersuchungen ergaben, dass ein schön aussehendes Obst nicht einmal mehr ein Viertel der Vitaminmenge enthält, die noch vor 20 Jahren gegeben war. Leider ist aus diesem Grund in unserer jetzigen Zivilisation eine zusätzliche Zufuhr von Vitaminen zunehmend erforderlich.

Natürliches Vitamin C wird vom Körper besser aufgenommen

Vitamin C ist sowohl bei Stoffwechselprozessen, als auch bei Entgiftungsprozessen des Immunsystems maßgeblich beteiligt und wird insbesondere bei der Bekämpfung von Fremdorganismen mehr und mehr benötigt. Dazu muss man allerdings zwischen natürlichem und künstlich erzeugtem Vitamin C (Ascorbinsäure) unterscheiden. Der Körper kann im Allgemeinen die synthetisch hergestellte Ascorbinsäure viel schlechter verwerten als natürliches Vitamin C, wie zum Beispiel das Super C von Dr. Lange. Es scheint, dass ungefähr die 5- bis 10-fache Menge benötigt wird, um das gleiche Ergebnis zu erreichen wie bei einem natürlichen, organischen Vitamin C. Organisch bedeutet an dieser Stelle, dass es aus natürlichem Obst gewonnen wird. Obwohl natürliches Vitamin C etwa fünf- bis zehn Mal so teuer ist wie das synthetische, ist es trotzdem günstiger und gesünder für den Körper, da zu hohe Mengen von künstlicher Ascorbinsäure langfristig genommen Schleimhautreizungen hervorrufen.

Vitamin C scheint auch bei vielen Heilungsprozessen, die an den Gefäßwänden stattfinden, beteiligt zu sein. Auch bei der Bekämpfung von Schimmelgiften und Pilzen wird Vitamin C erfolgreich angewendet. Wenn Sie also mit dem Zapper arbeiten, um Ihr Immunsystem zu unterstützen und die Entgiftung zu fördern, gewöhnen Sie sich an, nach jeder Mahlzeit 1/3 bis 1/2 Teelöffel Vitamin C in natürlicher Form zu sich zu nehmen. Bei bioenergetischen Testungen wird immer wieder festgestellt, dass Vitamin C das einzige Vitamin ist, das bei fast jedem Patienten einen Mangel aufweist.

Blutbild-Veränderungen durch Zappen

Dunkelfeld-Mikroskopie zeigt Ergebnisse

Die nachfolgende Aufnahme im Dunkelfeldmikroskop zeigt ein krankhaftes Blutbild, bevor der Zapper angewendet wurde.

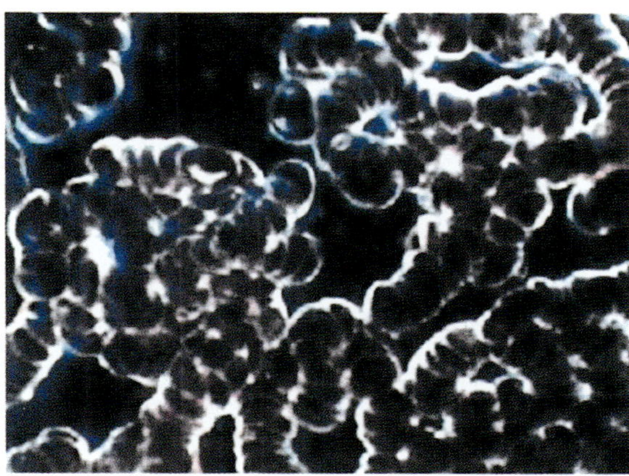

Deutlich sind die zu »Geldrollen« miteinander verklebten Blutplättchen zu erkennen. Das Blutbild zeigt:

- Immunsystem und Ausscheidungsorgane blockieren – Übersäuerung (Azidose) entsteht
- Giftstoffe können nicht ausgeleitet werden
- Bindegewebe verschlackt
- idealer Nährboden für Pilze, Bakterien und Parasiten
- Beginn chronischer Krankheiten

Nach sieben Minuten Zappen das sensationelle Ergebnis:

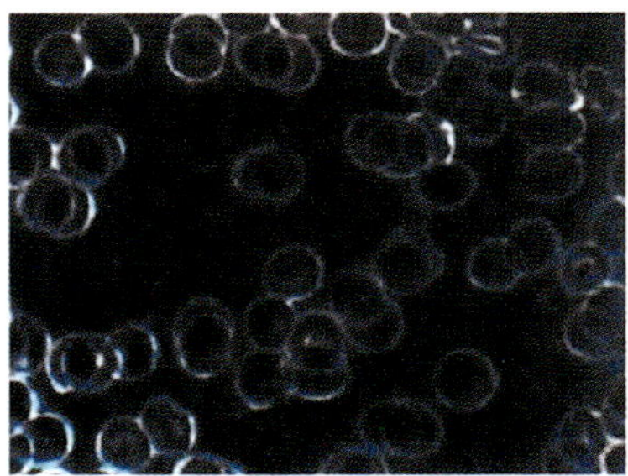

Ein deutlich verbessertes Blutbild ist zu erkennen. Die Blutplättchen sind nicht mehr verklebt, das Blut kann jetzt wieder durch die feinsten Kapillare fließen. Die Vorteile nach dem Zappen:

- Fließeigenschaften des Blutes verbessern sich.
- Immunsystem wird aktiviert.

Erreger verlieren ihre Tarnung und sind somit vom Immunsystem leichter angreifbar oder werden durch die Frequenz direkt abgetötet.

Nach ein bis zwei Monaten täglicher Zapper-Anwendung verbessert sich der Zustand des Blutbildes. Bei regelmäßiger Anwendung wird dieser verbesserte Zustand, wie auf dem Bild gezeigt, beibehalten. Diese positiven Erfahrungen bestätigen viele Therapeuten europaweit.

4| Diamond Shield zur Vorbeugung und Verbesserung

Unser Körper macht aufmerksam

Sind Sie gesund?

Es ist schon eine lustige Angelegenheit, wenn jemand ein wenig gegen seinen Willen in meine Praxis »mitgeschleppt« wird – meist von seinem begeisterten Ehepartner. Nachdem der Therapeut mit dem »Opfer« allein gelassen wurde und nach den Beschwerden fragt, kommt häufig das Geständnis: »Ich bin nur hier, weil mein/e Mann/Frau es unbedingt will. Mir fehlt eigentlich nichts.« oder »Ich bin an sich gesund, Sie sollen mich nur durchchecken – meinem Ehepartner zuliebe«. Nach dem ersten Gespräch stellt es sich nicht selten heraus, dass dieser »unglaublich gesunde« Mensch Betablocker und Anti-Hypertonikum wegen hohen Blutdrucks nimmt, ein Entwässerungsmittel wegen der Nebenwirkungen dieser Medikamente, ein Cholesterin senkendes Mittel darf natürlich nicht fehlen. Gelegentlich auch ein Schlafmittel, ein Blut-Verdünnungsmittel und ab und zu Kopfschmerztabletten. Ständig betont unser »gesunder Mensch«, dass er gut »eingestellt« ist mit all diesen Medikamenten und ihm nichts fehlt.

Nicht selten packt dann ein solch gesunder Kandidat zehn verschiedene chemische Mittel auf den Tisch mit dem lapidaren Kommentar: »In Ihrer Broschüre steht, man sollte alle Mittel, die man einnimmt, mitbringen.«

Lachen Sie nicht zu früh – sind *Sie* eigentlich gesund? Im Sinne von »richtig fit«? Und beschwerdefrei?

Kleine »Wehwehchen«, die versuchen darauf aufmerksam zu machen, dass es mit der schlechten Ernährung, den Lebensgewohnheiten, dem Stress so nicht mehr weitergeht, werden allzu häufig als lästige Hindernisse empfunden. In Gesprächen mit Freunden erfährt man dann, dass auch sie an einer ganzen Reihe von verschiedenen Symptomen leiden, wie zum Beispiel Kopfschmerzen, Rückenschmerzen, gelegentliches Jucken. Ein paar Allergien, vor allem immer wiederkehrende Blähungen und Winde, zunehmende Müdigkeit, chronische Erschöpfung, Wetterfühligkeit, Mattigkeit, Durchblutungsstörungen, Missempfindungen an bestimmten Hautarealen und vieles andere. Es gibt einen bestimmten psychologischen Schutzmechanismus beim Menschen. Dieser Schutzmechanismus funktioniert so: hört man, dass andere ebenso an solchen Beschwerden leiden, werden sie im Laufe der Zeit als »einfach dazugehörend« empfunden. Mit anderen Worten: der oder die Betroffene beruhigt sich wieder und schenkt den Symptomen keine Beachtung mehr. Das bedeutet aber, dass die Hilfeschreie des Körpers ignoriert werden. Naturgemäß wandeln sich diese überhörten Warnsignale mittel- und langfristig in ernsthafte Krankheitsbilder um.

Der Zapper hat sich – täglich angewendet – sehr bewährt

Bioenergetische Testungen haben ergeben, dass sich die tägliche Zapper-Anwendung mit 3 mal 7 Minuten mit jeweils 20 Minuten Pause (im Diamond Shield Zapper IE als eigenes Programm vorhanden) immer wieder als sinnvoll erweist. Eine der Entdeckungen der bioenergetisch testenden Therapeuten war, dass eine Art Symbiose zwischen den verschiedenen Organismen besteht. Offensichtlich leben gewisse Bakterien auf oder in Parasiten und können ebenfalls selbst Bakterien oder Viren beherbergen. Obwohl dieses Phänomen im ersten Augenblick sehr befremdend wirkt, ist es schulmedizinisch gesehen hinreichend bekannt. Fest steht, dass z. B. in Spulwürmern (Askariden) nachweislich viele verschiedene Bakterien wie Kolibakterien, Proteusbakterien, Staphylokokken und Streptokokken leben können. Zum anderen weiß man, dass Mykosen – d.h. Pilze – auf der Oberfläche von Würmern leben können. Es ist also auch hier eine Übereinstimmung der Ergebnisse von klinischen Untersuchungen und bioenergetischen Testungen festzustellen.

Achtung, versteckte Belastungen

Meine eigenen Untersuchungen haben des Weiteren ergeben, dass die günstige Wirkung des Rechteckstroms eine Elektrophorese bewirkt. Das bedeutet, dass die Zellmembranen sich öffnen und dadurch Belastungen und Mikroorganismen, die intrazellulär sind (Viren, Borrelien, usw.), erst anschließend testbar sind. Dies könnte der Grund sein, warum sie so häufig in den Tests übersehen werden.

Zeitplan und Behandlungsschema

Der Zapper sollte jeweils für etwa sieben Minuten benutzt werden. So besteht die hohe Wahrscheinlichkeit, dass viele Parasiten vom Strom erfasst, gelähmt, gedämpft oder vielleicht sogar schon ausgeschieden werden. Die erste Anwendung setzt natürlich auch einen großen Schwarm noch lebender Bakterien frei, womit der Organismus anschließend zu kämpfen hat. Deswegen sollte man nach Ablauf von 20 bis 40 Minuten Pause ein zweites Mal sieben Minuten zappen.

Hier geschieht dann wieder das Gleiche: der bioenergetische elektrische Strom erfasst diese Bakterien – es werden nun weitere Erreger (Viren, Mykosen) freigesetzt und teilweise abgetötet. Aus diesem Grund sollte erneut nach 20 bis maximal 40 Minuten Pause wieder sieben Minuten gezappt werden, damit auch die freigesetzten Organismen vom Strom erfasst werden können.

Insgesamt also drei mal sieben Minuten mit jeweils 20 bis 40 Minuten Pause dazwischen. Dies ergibt eine Behandlungsdauer von etwa 1 bis 1 ½ Stunden, die man mit Lesen, Fernsehen oder Relaxen sinnvoll nutzen kann. Einzige Bedingung ist, dass die Elektroden am Körper anliegen oder mit den Händen umfasst werden.

Schema 1

1. Anwendung:	7 Minuten, dann 20 - 40 Minuten Pause
2. Anwendung:	7 Minuten, dann 20 - 40 Minuten Pause
3. Anwendung:	7 Minuten

Bei chronischen Beschwerden sollte am Anfang mindestens sechs Wochen lang täglich die Anwendung nach Schema 1 durchführt werden. Anschließend sollte nur noch an fünf Tagen pro Woche gezappt und jeweils zwei Tage Pause einlegt werden. Dies gilt für einen Zeitraum von drei Wochen.

Die Ausscheidungswege sollten zwingend aktiviert werden. Beginnt sich der Zustand zu verbessern, kann zu einer Vorbeugungsbehandlung von einer einzigen Anwendung pro Tag für 10 Minuten übergegangen werden. Bewährt haben sich fünf Anwendungen in der Woche für jeweils weitere drei Wochen. Diese Vorbeugungsbehandlung ist dafür gedacht, dass sich keine neuen Erreger ansiedeln können und das Immunsystem die Arbeit wieder voll übernehmen kann.

Schema 2

6 Wochen lang:	tägliche Anwendung
3 Wochen lang:	5 Tage Anwendung - 2 Tage Pause
3 Wochen lang:	1 mal täglich 10 Minuten

Diese Angaben sind allerdings nicht starr zu betrachten, denn sie sollen den jeweiligen Bedürfnissen angepasst werden. Bei der Anwendung des Zappers kann es vorkommen, dass der Organismus durch die vielen »Leichen« und Giftstoffe, die beim massiven Absterben der Parasiten, Bakterien und Mykosen entstehen, überlastet wird. Diese Giftstoffe müssen nun aus dem Körper ausgeleitet werden. Dazu sollten die Maßnahmen, die unter den Kapiteln »Trinken«[1],

1 »Trinken« siehe Seite 76

»Vitamin C«[2] und »Entsäuern«[3] aufgezeichnet sind, befolgt werden.

Tritt eine starke Wirkung mit Müdigkeit oder eine leichte Verschlechterung der Symptome nach dem Zappen ein, so ist der Körper nicht in der Lage gewesen, genügend zu entgiften. Das Immunsystem ist zu schwach, um die abgestorbenen Mikroorganismen auszuleiten. Hier sollte unbedingt sofort auf das Schema »5 Tage zappen – 2 Tage pausieren« übergegangen werden.

Tritt trotzdem eine starke Reaktion auf, muss die Anwendung noch weiter reduziert werden. Der Organismus braucht genügend Zeit, um sich zu erholen. In diesem Falle sollte nur jeden 4. Tag drei mal sieben Minuten gezappt werden.

Sobald die Reaktionen dann nachlassen, kann die Anwendung wieder gesteigert werden: zuerst jeden 3. Tag, dann jeden 2. Tag und dann täglich. Tritt aber innerhalb kürzerer Zeit eine Verbesserung ein, kann selbstverständlich schneller auf die Erhaltungsdosis von nur einmal täglich reduziert werden.

Achtung: Mit der Entdeckung der Impuls-Entladung, in anderen Worten seitdem der Anwender während des Programm-Ablaufs geerdet ist und seitdem der Diamond Shield während des Ablaufs die Entladungszeiten einhält, sind Überlastungsreaktionen sehr sehr selten geworden.

Es waren unsere eigenen schon vorhandenen Ladungen, die zu diesen Reaktionen geführt haben, da der Körper die Informationen nicht mehr verarbeiten konnte.

Ohne Impuls-Entladung sollte man nicht zappen.

---

2 »Vitamin C« siehe Seite 40

3 »Entsäuerungsmaßnahmen« siehe Seite 74

Reise-Zapper

Der Diamond Shield Zapper IE ist mit seinen Armband-Elektroden bequem überall hin mitzunehmen und kann auf Reisen gute Dienste leisten.

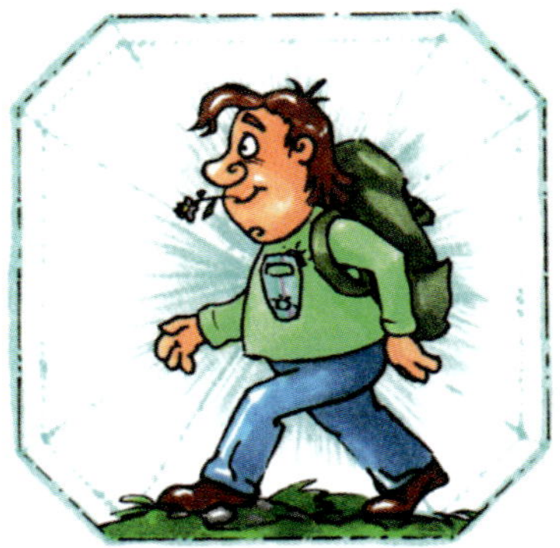

Anlegen der Elektroden

Der Zapper besitzt entweder zwei Edelstahl-Elektroden oder zwei Armband-Elektroden. Diese nimmt man für gewöhnlich in die Hände oder um die Handgelenke. Für besondere Anwendungen (TENS Schmerztherapie) gibt es auch Silikon-Elektroden.

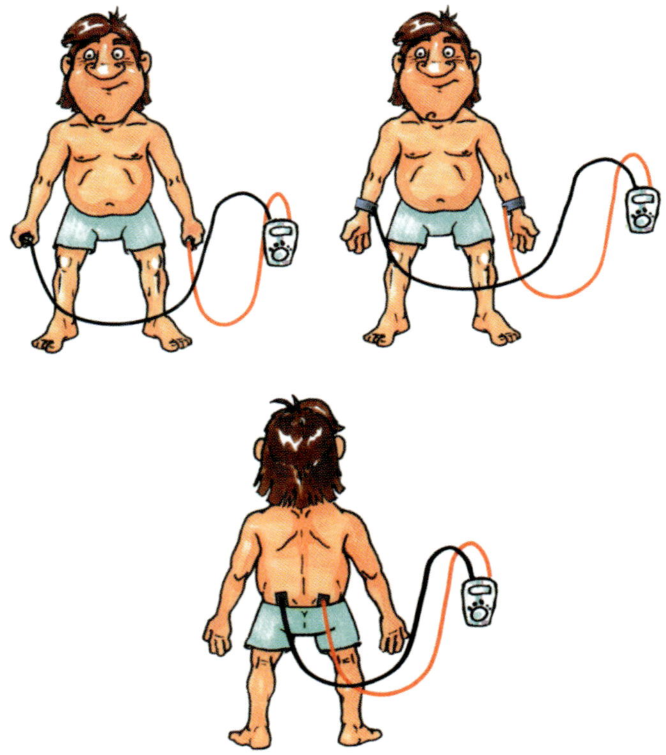

Es sollten alle Schmuckketten, Ringe oder Uhren abgelegt werden, da sonst die Wirkung des Zappers vermindert werden kann. Bei Armbanduhren könnte unter Umständen durch den Einfluss des Stromes des Zappers eine Beschädigung des elektronischen Uhrwerkes geschehen.

Anwendung von Edelstahl-Elektroden

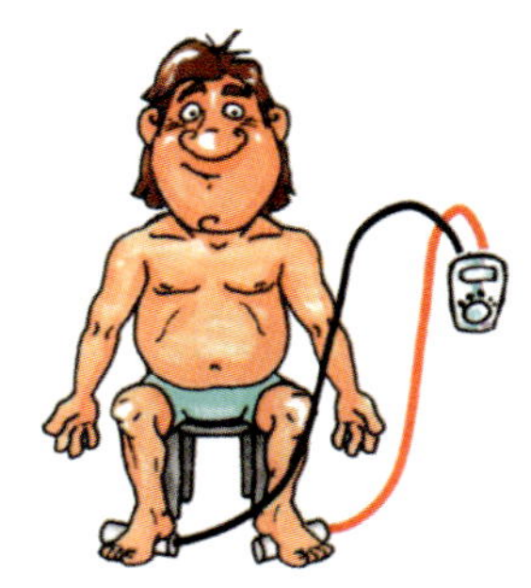

Zwischenzeitlich haben sich auch verschiedene andere Elektrodenplatzierungen bewährt. Sie sind leicht zu verstehen, wenn man bedenkt, dass der Strom immer den kürzesten Weg nimmt. Liegen die Beschwerden unterhalb des Bauchnabels im Bereich von Blase, Bauch, Gelenken, kann man den Strom über die Fußsohlen laufen lassen. Dazu sollte ein isolierter Boden vorhanden sein. Ist kein Kunststoffboden vorhanden, ist es am einfachsten, zwei stärkere Plastikfolien auf den Fußboden zu legen, die Elektroden darauf und dann Ihre Füße. Dazu können Sie sich natürlich auf einen Stuhl setzen.

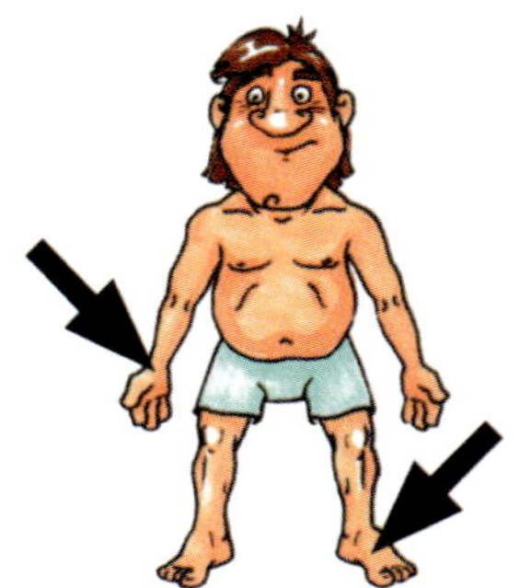

Eine andere Variante: Wenn der Ort des Schmerzes nicht genau lokalisiert werden kann – insbesondere wenn er sich zwischen Brust und Nabel befindet – kann man sich in einer diagonalen Weise behandeln. Das heißt: die ersten 7 Minuten eine Elektrode in die rechte Hand nehmen, während sich die zweite unter dem linken Fuß befindet.

Beim zweiten Durchgang wird gewechselt: eine Elektrode in die linke Hand, die zweite unter den rechten Fuß, und in der dritten Behandlung wird eine Elektrode einfach auf den Unterleib oder unterhalb des Nabels aufgelegt, die andere am Halsansatz in Richtung Rumpf (siehe Schema).

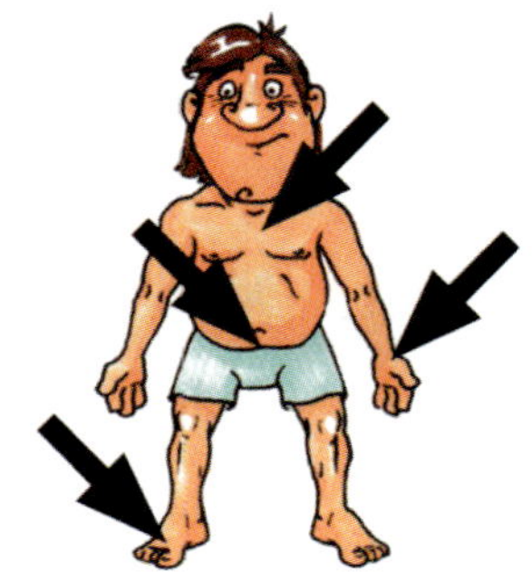

Lokalisieren sich die Beschwerden zwischen Brust und Nabel auf der rechten Körperseite, dann nehmen Sie vorzugsweise die Elektroden in die rechte Hand und unter den rechten Fuß.

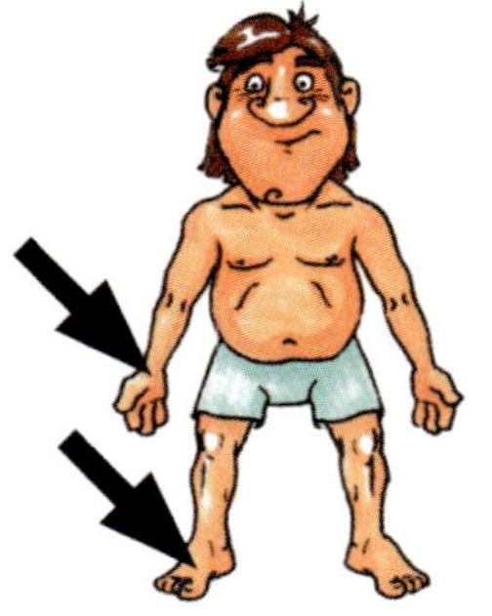

Desgleichen, wenn sich Ihre Schmerzen auf der linken Seite befinden, dann eben linke Hand und linker Fuß.

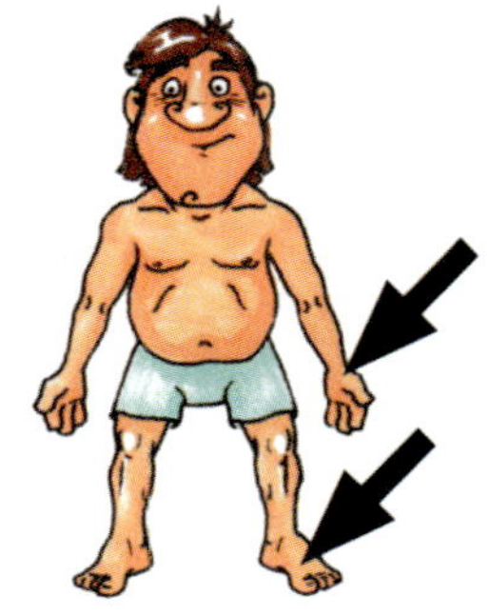

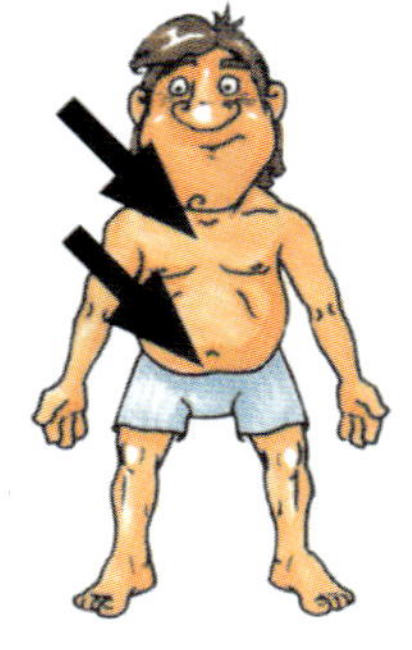

Eine andere Möglichkeit ist, vor allem bei Schwächezuständen, während der ersten Anwendung die Elektroden in den Händen zu halten, bei der zweiten Behandlung die Elektroden, wie bereits beschrieben, auf den Unterleib und an den Halsansatz zu legen.

Eine weitere Möglichkeit ist, sieben Minuten auf dem Bauch zu liegen – eine Elektrode auf dem Steißbein, die andere im Nacken aufzulegen.

Dies hat eine tonisierende Wirkung und ist von der chinesischen Meridianlehre abgeleitet. Eine weitere Möglichkeit der Elektrodenplatzierung ist insbesondere angebracht, wenn spezifische Schmerzbereiche behandelt werden sollen: eine Elektrode in die Hand nehmen, die andere direkt am Ort des Schmerzes platzieren zum Beispiel Hüfte, Knie oder Rücken. Manche Patienten berichteten, dass sie eine sofortige Erleichterung verspürten, wenn Sie mit der Elektrode darüber streichen, besonders wenn es sich um eine größere Fläche handelt.

Hier noch ein paar Beispiele für die Platzierung der Silikon-Elektroden zur Schmerzbehandlung:

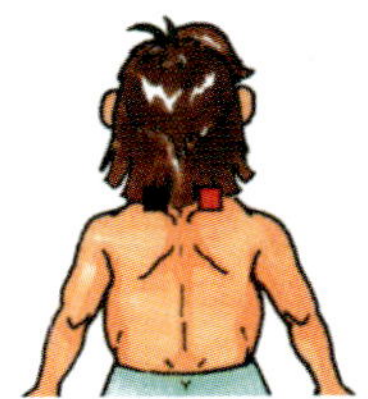

Migräne / Spannungskopfschmerzen, Nackenschmerzen
Beide Silikon-Elektroden hinten an der Basis des Halses anbringen. Wichtig: Die Silikon-Elektroden nicht an der Seite oder an der Vorderseite des Halses anbringen.

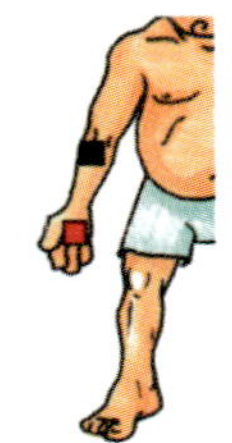

Arthrose in den Händen oder den Fingern
Eine Silikon-Elektrode auf die Handinnenfläche und die andere am Ansatz des Unterarms in der Nähe der Ellenbogenbeuge anbringen.

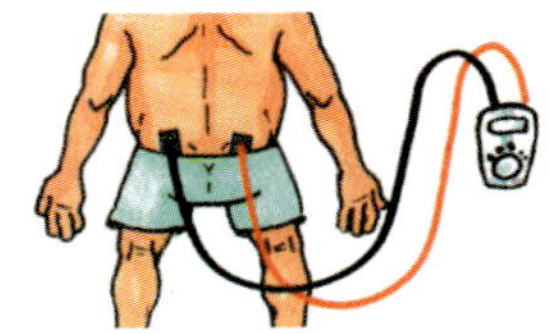

Lendenschmerzen
Auf beiden Seiten der Wirbelsäule in der schmerzenden Zone anbringen.

Nochmals zu der Impuls-Entladung IE

Es ist ein Thema, das den Rahmen nicht nur dieses Buches sondern unseres Denkens völlig sprengen würde, da es alle Funktionen des Körpers, seinen gesamten Stoffwechsel bis hin zu seinen Gehirnfunktionen betrifft. Denken Sie daran, dass jede Ionen-Bewegung oder Nicht-Bewegung schlussendlich elektrischer Natur ist und jedes elektrische Potential notwendigerweise ein Magnetfeld produzieren muss (Hall-Effekt). Hier nur einige wichtige Punkte zur Erinnerung:

Der menschliche Körper kann ohne elektrische Ströme, die er sogar selbst produziert, nicht existieren. Bewegen wir uns durch Magnetfelder oder sind Elektrosmog ausgesetzt, werden in unserem Inneren elektrische und Magnet-Felder induziert.

Dies sind Ladungen.

Im Bereich der Zellmembran, beim Elektrolyte-Transport und beim Ionentransport in den Lymph- oder Blutbahnen fließen ständig Ströme. In gesunden Zellen ist die durchschnittliche Spannung 90mV. Die Zellspannung »kranker« Zellen sinkt deutlich. Dafür sind meist Fremdladungen verantwortlich.

In Organen verhält es sich genauso: jedes von ihnen hat eine charakteristische Spannung und eine Schwingung einer bestimmten Frequenz. Kranke Organe, die meist durch Fremd-Ladungen blockiert und behindert sind, haben ein geändertes, oftmals erstarrtes Schwingungsverhalten, was eine Störung aller stoffwechselabhängigen Prozesse zur Folge hat.

Unabhängig von Elektrosmog, Nieder- und Hochfrequenzen und statischen Aufladungen, die messbare Fremdladungen im Körper produzieren, bewirken notwendigerweise auch Umweltgifte Fremdladungen im Körper. Sie induzieren einen negativen oder positiven Pol, meist einen linksdrehenden, und werden vom Körper abgespeichert.

Selbst psychische Spannungen sowie vergangene traumatische Erlebnisse werden im Gewebe als Miniladungen abgespeichert und können zu langfristigen Störungen im gesamten System führen.

Meiner Erfahrung nach ist dies oft die Ursache dafür, dass viele Regulationstherapien nicht funktionieren, obwohl alles richtig ist, oder umgekehrt: warum Therapien, die diese Ladungen berücksichtigen, so gute Erfolge verbuchen können.

Der erste Schritt, um wenigstens überflüssige Ladungen los zu werden und die Wirkung einer naturheilkundlichen Therapie zu gewährleisten, ist die Erdung.

Deswegen hat der Diamond Shield Zapper IE eine integrierte Erdung, die speziell gekoppelt ist mit der Therapie, so dass eine optimale Wirkung erzielt werden kann.

Unter Umständen, wenn ein Patient völlig überladen ist, kann die

Wirkung bei einem Zapper ohne Entladung sogar hinderlich für die Heilung sein, da sie uns noch mehr auflädt, ohne Möglichkeit, diese Ladungen abfließen zu lassen.

Sie würden doch auch nicht in eine Badewanne mit schmutzigem Wasser frisches Wasser dazu einlassen, in der Hoffnung, dass es sauberer wird, sondern zuerst das schmutzige Wasser ab- und dann frisches Wasser einlassen.

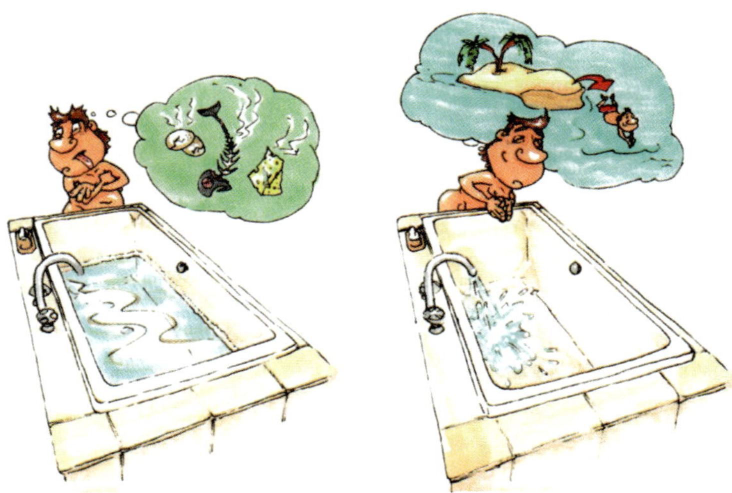

Erdung

Achtung: es werden auf dem Markt eine Menge Erdungsartikel (Matten, Bettlaken, Fußmatten, usw.) angeboten. Leider weisen alle einen enorm hohen Widerstand auf (ca. 11 Kiloohm), der die Wirkung, die wir anstreben, zunichte macht.

5| Heimfrequenztherapie Eine neue Entwicklung nutzt neueste Technologie

Heimfrequenztherapie: Diamond Chipcards

Unsere jüngste Entwicklung macht von der Nutzung einer neuen Technologie Gebrauch.

Nachdem der Diamond Shield uns solche Erfolge bescherte und wir andererseits in der täglichen Praxis mit dem Trikombin arbeiten, das über 500 eingespeicherte Indikationen hat und außerdem mit dem Harmonikalischen Frequenzsystem auf verschiedenen Ebenen besondere Tiefenwirkung erreicht, kamen wir natürlich auf die Idee, dass man es dem Patienten erleichtern könnte, wenn dieser sich selbst mit den für ihn geeigneten Frequenzen zu Hause therapieren könnte. Dies war die Geburtsstunde der so genannten Heimfrequenztherapie.

Wir kamen auf die Idee, die spezifischen Frequenzen, die ein Patient benötigt, auf einen Chip aufzuladen und die neue Generation der Zapper so zu bauen, dass sie mit einem solchen Chip aufladbar und modifizierbar sind. Es sollte auch weiterhin so sein, dass der Preis des Zappers sich nicht wesentlich dadurch verändert. Der Zapper sollte für jedermann erschwinglich bleiben.

Dies war natürlich ein wirklicher Fortschritt, denn jetzt konnte sich jeder Patient beim Therapeuten die für ihn notwendig getesteten Frequenzen auf einen Chip aufladen lassen, diesen mit nach Hause nehmen und bei sich die Therapien regelmäßig automatisch mit seinem Diamond Shield Zapper ablaufen lassen!

Es war nämlich eine Voraussetzung für uns, dass der Therapeut mit seinem Frequenzgenerator den individuellen Chip für den Patienten direkt mit diesem Frequenzgenerator aufladen kann. Auch das

gelang uns, sodass es mittlerweile sowohl für den Therapeut als auch für den Patient eine enorme Erleichterung darstellt.
Der Therapeut hat also ein Diamond Shield Professional mit einem speziellen Modul, wodurch er die Frequenzen, die für den jeweiligen Patienten notwendig sind, auf einen Chip auflädt.

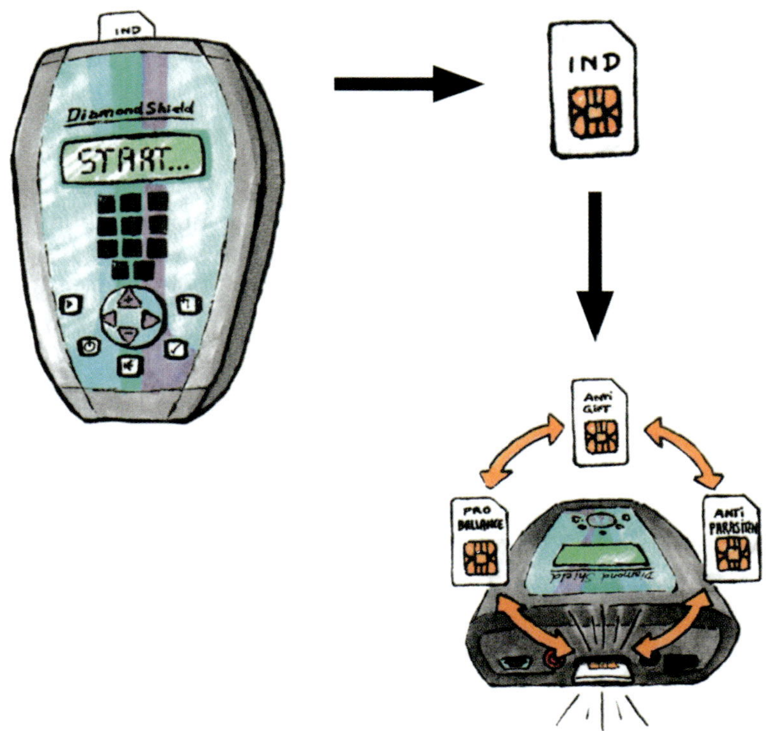

Die logische Folge dieser Entwicklung war, dass für bestimmte Krankheitsbilder Chips entwickelt wurden, bei denen wir inzwischen durch Erfahrung wussten, dass sich eine ganz bestimmte Gattung von Parasiten, Pilzen, Viren oder Bakterien wiederholen. Die gefundenen Biofrequenzen (einem Mittelbild ähnlich wie bei den Komplexmitteln der Homöopathie) sollten auf vorgefertigte Chips für die Heimtherapie aufgespielt werden.

Der Vorläufer dieser Entwicklung war ein Zapper, in den bereits alle Frequenzen, die notwendig sind, um den Cholesterinspiegel zu senken, einprogrammiert waren. Einige Frequenzen, die für die Leberentgiftung und Leberaktivierung notwendig sind, waren ebenfalls einprogrammiert. Diese Frequenzen betrafen alle Parasiten, die sich gerne in der Leber einnisten, wie Spulwürmer und Lamblien, denn diese fühlen sich bei hohem Cholesteringehalt im Lebermilieu wohl. Einbezogen wurden auch einige Frequenzen, die für die Leberentgiftung und Leberaktivierung notwendig sind.

Dieses Vorläufermodell nannte sich Leber-Zapper. Es ergaben sich sehr gute Wirkungen auf die Senkung des Cholesterins in Zusammenhang mit der Parasitenkur und der Leberreinigung. Weiter wurden zwei Zapper entwickelt, die für die Behandlung von Asthmatikern und für Karzinompatienten geeignet waren. Der erste war der so genannte Asthma-Zapper, in dem alle Erkenntnisse, die ich über das asthmatische Bild hatte, abgespeichert sind (siehe: »Das Asthma-Buch«).

Der zweite Zapper wurde Regenerationszapper genannt. Er hatte alle Frequenzen, die Parasiten, Clostridien (anaerobe Bakterien) und Pilze, die bei jedem Tumorpatienten begleitend auftreten, einprogrammiert und sollte für die Regeneration des Krebspatienten dienlich sein. Es drohte uns also, dass für jedes einzelne Krankheitsbild ein einzelner Zapper entwickelt werden musste und dass sogar bei ein und demselben Patienten, der zum Beispiel an Diabetes und Cholesterin zugleich leidet oder innerhalb einer Familie, in der mehrere schwere Erkrankungen vorhanden sind, jedes Mal ein neuer Zapper hätte gekauft werden müssen.

Der familienfreundliche Zapper

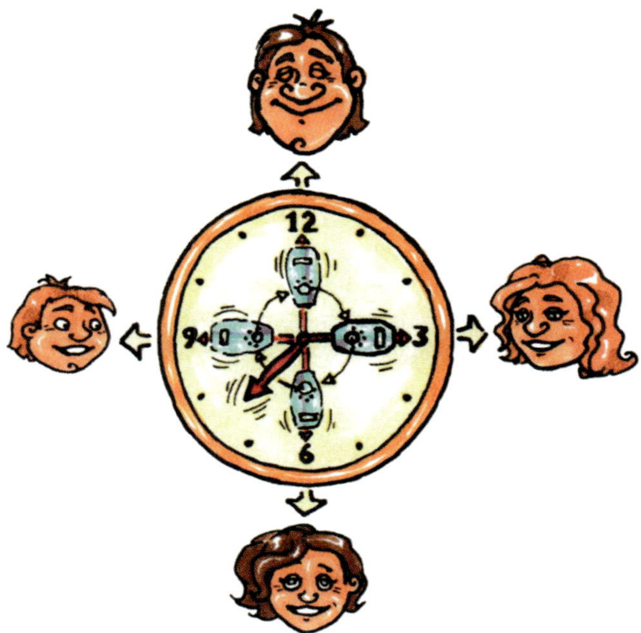

Hier kam uns die neue Chiptechnologie zu Hilfe: sie machte die einzeln programmierten Zapper für jedes einzelne Krankheitsbild überflüssig. Jetzt muss also immer nur noch ein Zapper pro Familie gekauft werden. Dieser kann je nach Erkrankungsbild, entweder im Rahmen der Selbsthilfe mit einem Chip, der dem entsprechenden Mittel des Krankheitsbildes entspricht, programmiert oder durch einen Therapeuten mit seinem Frequenzgenerator jeweils nach seinen Bedürfnissen neu aufgeladen werden. Auch der Erwerb des Chips bleibt mit einem nur minimalen Kostenaufwand verbunden. Ich bin auf diese Entwicklung wirklich sehr stolz, denn sie verhilft therapeutischen Maßnahmen zu ganz neuen Dimensionen und Erfolgen.

Es existiert bereits jetzt eine ganze Reihe von Mittelbildern. Wir verwenden den ersten Buchstaben, um ihn dem entsprechenden Krankheitsbild zuzuordnen, der Chip A für Asthma, L für Leber und

Cholesterinsenkung, R für die Regeneration, D für Diabetes, I für das Immunsystem, H für Herpes. Es kommen fortlaufend weitere hinzu.

Die vorhandenen fertigen Diamond Chip Cards und ihr »Mittelbild«

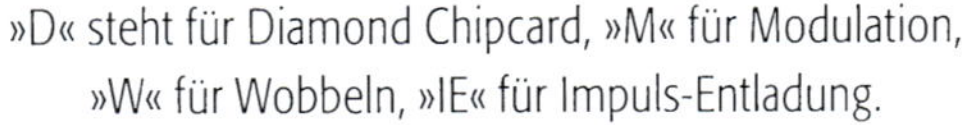

»D« steht für Diamond Chipcard, »M« für Modulation, »W« für Wobbeln, »IE« für Impuls-Entladung.

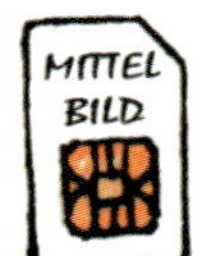

D A	Asthma	M	W	IE
D AR	Anti Raucher	M	W	IE
D ASP	Aspergillen	M	W	IE
D BB	Blutdruckbremse	M		IE
D BiBlo	Biophysikalische Blockaden	M	W	IE
D BR	Regeneration	M	W	IE
D CAN	Candida	M	W	IE
D CLST	Clostridien	M	W	IE
D DB	Diabetes	M	W	IE
D DTX	Detox	M	W	IE
D FvE	Folge von Emotionen	M		IE
D Gew.Abn.	Gewichtsabnahme	M	W	IE
D Hep C	Hepatitis C	M	W	IE
D HNO	Hals/Nase/Ohren	M	W	IE
D HSX	Herpes siplex	M	W	IE
D IM	Immun	M	W	IE
D ImPar	Immunsystem Parasiten	M	W	IE
D ImVir	Immunsystem Viren	M	W	IE
D InCom	Intrazelluläre Kommunikation	M	W	IE
D KONZ	Konzentration	M	W	IE
D L	Leber	M	W	IE
D LY	Lymphdrainage	M		IE
D MIG	Migräne	M	W	IE

Weitere neue Diamond Chipcards, in denen ebenfalls die Modulation (M), das Wobbeln (W) und die Impuls Entladung (IE) automatisch enthalten sind, gibt es noch für folgende Symptombilder:

D He	Herz	M	W	IE
D Ma	Magen	M	W	IE
D Ni	Nieren	M	W	IE
D Zä	Zähne	M	W	IE
D Pr	Prostata	M	W	IE
D Lu	Lunge/Bronchien	M	W	IE
D Pa	Bauchspeicheldrüse Regulation	M	W	IE
D Ho	hormon. Ungl. gew. generell	M	W	IE
D Ak	Akne	M	W	IE
D Bl	Blasenkatarrh/Reizblase	M	W	IE
D BrLu	Bronchitis/Lungenentzündung	M	W	IE
D Art	Arthritis	M	W	IE
D Co	Colitis/irritables Colon	M	W	IE
D All	Allergie	M	W	IE
D CM	Chronische Müdigkeit	M	W	IE
D De	Depressionen	M	W	IE
D HA	Hyperaktivität/Aufm.-Defizit/ Emotionales Gleichgewicht	M	W	IE
D Fi	Firbromyalgie	M	W	IE
D Gr2	Grippe	M	W	IE
D HaS	Halsschmerzen	M	W	IE
D KiK	Kinderkrankheiten	M	W	IE
D Ga	Magengeschw. und Helicobacter	M	W	IE
D OhS	Ohrenschmerzen	M	W	IE
D Tin	Tinnitus	M	W	IE
D Sin	Sinusitis	M	W	IE
D TrRu	Tropische Ruhr			

D BR2	Regeneration2/Krebs2	M	W	IE
D Va	Vaginalfluor	M	W	IE
D WeB	Wechseljahresbeschwerden	M	W	IE
D En	Endometriose	M	W	IE
D Fi	Fieber	M	W	IE
D Po	Potenzstörungen	M	W	IE
D MaRe	Magenübersäuerung/Reflux	M	W	IE
D Du	Diarrhoe/Dysenterie/Durchfall	M	W	IE
D Ob	Obstipation	M	W	IE
D Hae	Haemorrhoiden	M	W	IE
D Vi	Vieren	M	W	IE
D Bak	Wichtige Bakterien	M	W	IE
D Pi	Pilze	M	W	IE
D Pa	Wichtige Parasiten	M	W	IE
D BW	Bandwürmer	M	W	IE
D Eg	Die 4 großen Egel	M	W	IE
D Mi	Milben	M	W	IE
D EB	Ebstein Barr Virus	M	W	IE
D HPV	Humanes Papilloma Virus	M	W	IE
D Wa	Warzen	M	W	IE
D Bo2	Borreliose	M	W	IE
D Pig	Schweinegrippe	M	W	IE
D FT	Facial toning	M	W	IE

Ein weiterer Meilenstein in der Therapie ist uns gelungen, durch die Verwendung der harmonikalischen Frequenzen gezielt die Meridian-Kombinationen anzusteuern, die eines der Elemente der chinesischen Medizin ausmachen. Dies ist eine sehr starke und tiefe Therapie. Wenn Sie bei den unten genannten ein Symptom wiedererkennen, verwenden Sie bitte die entsprechende Chipcard:

Diamond Chipcard Element HOLZ
(kontrolliert Meridiane: Leber, Gallenblase)
Dämpfung: Kopfschmerzen, große Reizbarkeit, Krämpfe
Unterstützung: Ohrensausen, Kopfschmerzen mit Drehschwindel, Fettverdauung gestört

Diamond Chipcard Element FEUER
(kontrolliert Meridiane: Herz, Dünndarm)
Dämpfung: Beklemmungsgefühl, nervöse Unruhe, Spannungsgefühl in der Nabelgegend
Unterstützung: Schlaflosigkeit, Durchfall, vermindertes Konzentrations- und Erinnerungsvermögen

Diamond Chipcard Element ERDE
(kontrolliert Meridiane: Magen, Milz/Pankreas)
Dämpfung: Magenschmerzen,saures fauliges Aufstoßen, Hunger.
Unterstützung: Appetitlosigkeit, gestörte Verdaung, kalte Extremitäten

Diamond Chipcard Element METALL
(kontrolliert Meridiane: Lunge, Dickdarm)
Dämpfung: Husten mit Auswurf, Verstopfung, geschwollener geröteter Hals
Unterstützung: Kurzatmigkeit, asthmatisch, spontaner Schweiausbruch, frösteln

Diamond Chipcard Element WASSER
(kontrolliert Meridiane: Niere, Blase)
Dämpfung: Schmerzen in Genitalien, Urin stockend.
Unterstützung: Potenzstörung, häufiges Wasserlassen, Gedunsenheit.

Achtung: Bei allen Diamond Chipcards werden Frequenzen moduliert, teilweise die Frequenzbereiche gewobbelt, und die Impuls-Entladungstechnologie ist mit integriert. Dies erhöht die Effektivität der Anwendungen um bis zu 500 Prozent.

Das Chipcard-eBook mit Informationen zur Anwendung kann unter *www.diamondshieldzapper.com/ebook-diamondchipcards.pdf* kostenlos heruntergeladen werden.

Es muss vor einer Reihe von Nachahmern gewarnt werden, die sich auf dem Markt etablieren möchten. Leider aber geschieht dies auch mit Chips, die keinem einheitlichen Krankheitsbild zuzuordnen sind, oder für schwierige Krankheitsbilder, die in die Hände eines fachkompetenten Therapeuten gehören. Speziell in diesen Fällen ist dies für Patienten eine sehr unseriöse Praxis, denn die Enttäuschungen sind vorprogrammiert. Dies ist sehr unverantwortlich. Unterschiede kann aber jeder Zapper-Besitzer leicht selbst erkennen, wenn unsere Checkliste[4] beim Zapperkauf benutzt wird.

Selbstbehandlung mit Rife- und Clark-Tabellen

Es darf in diesem Kontext nicht unerwähnt bleiben, dass die gängigen Frequenzen von Dr. Rife im Internet veröffentlicht sind, z. B. unter *www.diamondshieldzapper.com/info/rife-frequenzen.htm* und die Frequenzen von Dr. Clark finden Sie in ihrem Buch: *Heilung ist möglich*.

Die Rife-Frequenzen sind nach Indikationen geordnet, die Clark-Frequenzen nach Pathogenen (Viren, Bakterien, Pilzen, Parasiten) und können sowohl von Therapeuten wie auch im Rahmen der Selbsthilfe verwendet werden.

Sie benötigen dazu einen Diamond Shield Professional mit einer 10er Tastatur, mit der Sie jede beliebige Frequenz einfach eintippen können.

Ich muss hier allerdings nochmal darauf hinweisen, dass die Selbsthilfe Grenzen hat und eine fundierte systematische Behandlung durch einen Therapeuten nicht ersetzen darf. Vor allem sollte bei andauernden Beschwerden eine fundierte klinische Diagnose

---

4 siehe Kapitel: Worauf beim Kauf des Zappers zu achten ist, S. 141

vorhanden sein, um etwaige schwere Erkrankungen auszuschließen und ein rechtzeitiges Eingreifen zu ermöglichen. Mir ist mehr als klar, dass klinische Diagnosen weder unfehlbar sind noch irgendeine Garantie bedeuten. Ist es doch mein tägliches Brot, Patienten zu behandeln, bei denen die Schulmedizin nicht weiter weiß. Trotzdem bin ich der Meinung, dass man immer möglichst viel ausschließen und vom Facharzt untersuchen lassen sollte, um dann die richtigen Entscheidungen zu treffen.

Scheuen Sie sich nicht, mehrere Meinungen einzuholen, liebe Freunde der Schwingungstherapie. Sie werden überrascht sein, wie unterschiedlich »Experten« vor allem schwere Erkrankungen beurteilen und angehen. Lassen Sie sich anschließend von dem Therapeuten und mit der Methode behandeln, bei dem Sie sich am wohlsten fühlen.

Weitere neue Entwicklung: Wobbeln

Innerhalb der oben dargestellten neuen Entwicklungen war es natürlich nahe liegend, dass der Diamond Shield auch Wobbeln kann. Für jeden Anwender kann dies gelegentlich sehr wichtig sein.

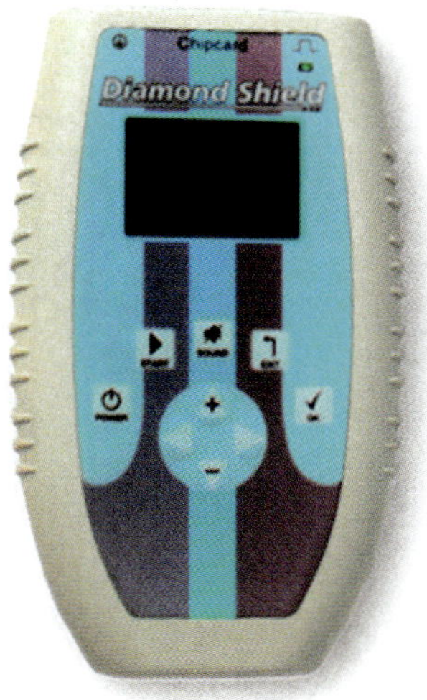

Wobbeln ist ein Terminus aus der Technik und bedeutet, dass ein Frequenzbereich innerhalb einer bestimmten Zeit hin und her abgefahren wird. Das bedeutet zum Beispiel, wenn ein Gerät so eingestellt ist, dass es zwischen 10 und 30 Herz wobbelt, dann wird also das Gerät 10, 11, 12 … bis 30 Hertz durchlaufen und von 30 dann wieder zurück auf 10 gehen, und das innerhalb eines Zeitrahmens, der zuvor programmiert wurde.

In der Frequenztabelle von Dr. Clark werden die untere sowie die obere Frequenz eines Erregers angegeben. Zum Beispiel der Frequenzbereich von Ascaris (Spulwurm) Larven in der Lunge reicht von 404,900 bis 409,150 kHz.

Es hat sich natürlich sehr bewährt, diesen ganzen Bereich wobbeln zu können, um den ganzen Erreger zu erwischen. Allein diese Möglichkeit erhöht die Effektivität des Zappers erheblich.

Wir haben beim Wobbeln sehr viel erforscht und es hat sich im Laufe der Zeit herausgestellt, dass sich vier Zyklen pro Minute zur Therapie am besten eignen. Die Diamond Shield Zapper können auf den jeweiligen Patienten individuell eingestellt werden. Vier Zyklen pro Minute bedeuten in dem hier genannten Beispiel, dass dieses Gerät zwischen 404,90 und 409,15 Kilohertz hin und her läuft und das eben vier Mal in der Minute.

Wie man sich unschwer vorstellen kann, hat diese Technik eine sehr breite und spezifische Wirkung.

Es darf nicht unerwähnt bleiben, dass das Wobbeln in Kombination mit dem Plate Zapping verwendet werden kann. Besonders für Therapeuten ist diese Möglichkeit interessant.

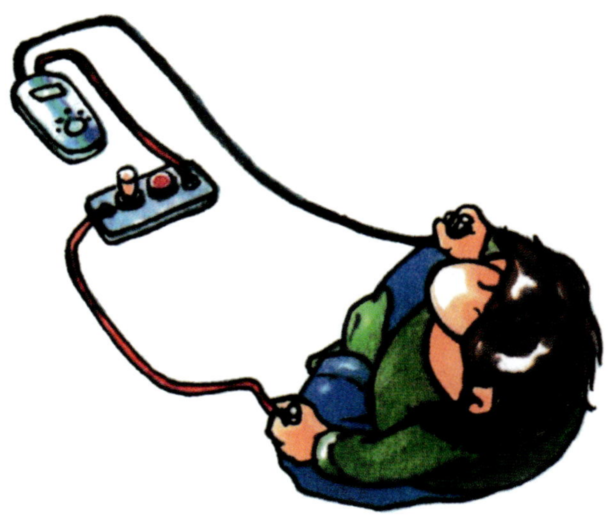

6| Terrain-Regulation und elektrische Frequenztherapie – TREF

Die Anfänge der harmonischen Schwingungstherapie

An Hand der zahlreichen alten Literatur von Elektroakupunkteuren, der Erkenntnisse der Rife-Therapeuten und von Frau Dr. Clark, sowie meiner eigenen Forschungsarbeit ist es mir gelungen, eine weitere Anwendung zu entwickeln.

Es ist ja immer die Sorge der naturheilkundlichen Therapeuten, dass das innere Milieu des Körpers reguliert wird, denn nur in einem gesunden, inneren Milieu, das ungünstig für die Entwicklung von Krankheiten ist, kann der Mensch gesund bleiben. Dies betrifft insbesondere den Zustand der Säfte, den Säure- und Basenhaushalt (sowohl den extrazellulären als auch den intrazellulären), Blockaden wie Narben, die den ungehinderten Fluss der Energie verhindern, und natürlich den Zusammenhang mit dem Vegetativum und dem neurohormonellen System, das ja bekanntlich diese Systeme ständig reguliert.

Die Entdeckung, die ich gemacht habe und die uns dies erlaubt, war die, dass wir seit langem wissen, dass die Bekämpfung von Parasiten und Bakterien mit einer »unnatürlichen« Wellenform, nämlich dem Rechteck mit positivem Offset, geschieht.

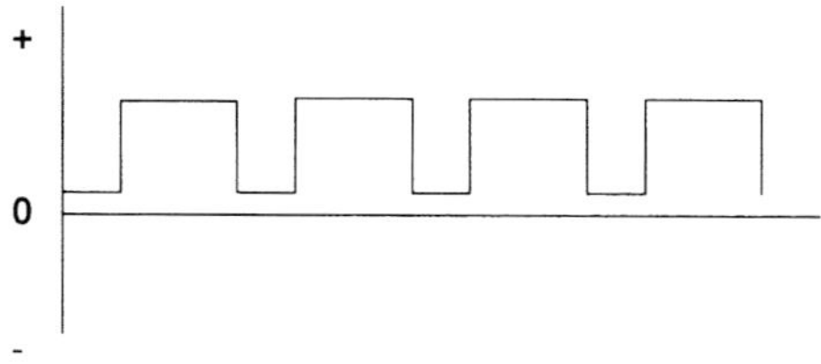

Mit dieser Wellenform sind die besten Ergebnisse in der Dämpfung der Bakterien und Parasiten zu erzielen. Ich stellte sehr bald fest, dass diese Wellenform sich auf die Unterstützung und Anregung der Organe nicht anwenden lässt, was ja auch eine gewisse Logik in sich hat, da wir ja auf keinen Fall versuchen, diese Organe in ihren Funktionen im Allgemeinen zu dämpfen oder gar zu zerstören.

Durch verschiedene Testungen stellte ich dann fest, dass die effektivste Wellenform für die Anregung der Organe ein Rechteck ohne Offset ist (nicht eine Sinuswelle, wie ich es erwartet hätte). Das mag damit zusammenhängen, dass im Rechteck ja auch alle Oberwellen mit enthalten sind und dadurch einen viel größeren Wirkungsgrad entwickeln. Diese Frequenzen setzen also das Organ sanft in Schwingung und helfen ihm in seiner Funktion.

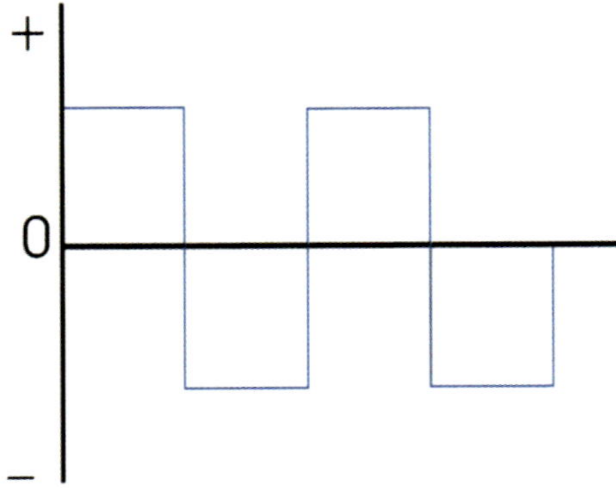

Die Liste der bisher herausgefundenen Unterstützungen wird ständig erweitert und ist Gegenstand meiner Seminare. Einige dieser Frequenzen sollte man sich noch einmal genauer anschauen. Für Therapeuten, die im Besitz eines programmierbaren Frequenzgenerators sind, eines Diamond Shield Professional, gibt es einen Chip mit all diesen Frequenzen. Bei dem Trikombin ist diese Liste Teil der Datenbank des Gerätes. Hobbytechniker, die einen Frequenzgenerator besitzen, der mit einer extremen Genauigkeit diese Frequenzen halten kann und auf Square-Welle umschaltbar ist, können diese Frequenzen natürlich auch manuell eingeben.

Diamond Detox-Chipcard

Für den Anwender, der im Besitz eines normalen Zappers – Diamond Shield IE – ist, gibt es eine Entgiftungs-Chipcard, die die Frequenzen für die Entgiftungsorgane in einer Sekunde in ihr Gerät einspeichert. Das bedeutet, man steckt den Chip in das Gerät und nach einer Sekunde stehen jeweils verschiedene Frequenzen für Darm, Niere, Lymphe und Leber zur Verfügung und werden nacheinander für jeweils 3 Minuten gesendet. Man kann sie so in der Zeit, in der die Entgiftung durchgeführt wird, regelmäßig anwenden. Diese Möglichkeit der Anwendung hat uns einen wesentlichen Schritt vorangebracht.

Tiefe Reinigungskur mit dem Diamond Shield IE

Anwendungsschema
Schritt 1

1 x Diamond Shield Programm täglich ablaufen lassen

anschließend geerdet bleiben

Grundunterstützungs-Vitamintabletten **DermaVital** einnehmen:

3 x 1 täglich

2 Liter hochwertiges, mineralarmes Wasser trinken

Zusätzlich bei jeglicher Immunschwäche, chronischen Infekten oder viralen Belastungen:

Samento 1 x 5 Tropfen täglich einnehmen

Schritt 2

Diamond Shield Zapper	
1. Anwendung:	7 Minuten, dann 20 - 40 Minuten Pause
2. Anwendung:	7 Minuten, dann 20 - 40 Minuten Pause
3. Anwendung:	7 Minuten
	Anschließend bis zu 50 Minuten geerdet bleiben

Schritt 3

- **Parasitenkur mit** *Dermaclean Juglandis* (Kombinations-Präparat mit Walnuss, Wermut und Nelke) Dosierung: drei Mal täglich einen Teelöffel mit gutem Wasser einnehmen
- **Nierenreinigung mit** *Dermaclean N*: drei Mal täglich einen Teelöffel mit gutem Wasser einnehmen
- **Leberreinigung mit** *Dermaclean L*: drei Mal täglich einen Teelöffel mit gutem Wasser einnehmen

Schritt 4: Entsäuerungsmaßnahmen

- Einmal wöchentlich einen **Gemüsebrühe-Tag** einlegen
- **7 x 7 Entschlackungstee,** zwei Tassen täglich
- **MineralVit Gold,** 3 x 15 Tropfen täglich vor dem Essen
- **Calmag,** 4 Tabletten abends vor dem Schlafengehen
- **Basische Bäder**
- **Lactisol,** 2 x 10 Tropfen täglich vor dem Essen
- Verboten ist jeglicher **Zucker, Alkohol** und **Weizenmehl** (Weißbrot)

Schritt 5: Darm aktivieren

- **MannaFlor** 1 – 2 x täglich 1 bis 2 Kapseln
- **Bitterstern** 3 x 7 Tropfen täglich
- **Leinöl** 2 Esslöffel täglich mit Quark
- **milder Abführtee** 1 Tasse abends
- **Super C** 2 x ½ Teel. täglich

Schritt 6: Schwermetallausleitung

Chlorella	3 x 5 Tabletten täglich
Koriander Würze	anfangs 1 x 5 Tropfen täglich, dann langsam steigern auf 3 x 5 Tropfen täglich
MSM	3 x 2 Tabletten täglich
Algas	3 x 5 Tropfen täglich

Vielleicht werden Sie sich bei vielen Symptomen fragen, wozu Sie das eine oder andere Organ entlasten müssen. Nehmen wir z. B. das Symptom Gelenkschmerzen. Vielleicht werden Sie sich fragen, warum Sie in diesem Fall die Niere, die Leber, den Darm und die Haut reinigen müssten und warum Sie mehr trinken sollten. Dies ist ein sehr einfaches Beispiel. Gelenkschmerzen können natürlich, unabhängig von vorhandenen statischen Fehlhaltungen und traumatisch (durch Unfall) bedingten Verletzungen, auch durch Stoffwechselstörungen verursacht werden. Gelenkschmerzen können sehr wohl mit der Leber zusammenhängen. Die Leber als zentrales Stoffwechselorgan ist dafür zuständig, die Harnsäure weiter an die Niere zu leiten, um viele Reizstoffe aus dem Kreislauf zu entfernen, auch z. B. die Purinstoffe, die dem Gichtkranken große Beschwerden machen. Oder der venöse Rückfluss geht durch die Leber, sodass, wenn die Leber verstopft ist, ein Rückstau entsteht, der bis in die kleinen Krampfadern gehen kann. Dadurch ist die Entsorgung der Gelenke nicht mehr gewährleistet und es könnte ein erhöhter Druck vorhanden sein. Des Weiteren können sich verschiedene Giftstoffe an dem Ort, an dem die schlechteste Durchblutung ist, nämlich an den Gelenken, ablagern, wenn sie nicht ausreichend von der Leber entsorgt werden.

Die Niere steht sehr häufig mit Gelenkschmerzen in Verbindung, da hier die Harnstoffe ausgeschieden werden müssen. Die Reizstoffe, die von der Leber weitergegeben worden sind, müssen hier weiter filtriert und entsorgt werden. Die Niere als lymphatisches Organ kann auch einen Rückstau in der Lymphe verursachen. Dadurch entstehen häufig Ödeme, die sich auch im Inneren der Gelenke befinden können, welche dadurch chronisch entzündet oder innen geschwollen bleiben. Das erklärt auch, warum die Lymphe aktiviert und entgiftet werden muss.

Der Säure-Basen-Haushalt ist, was die Gelenke betrifft, wahrscheinlich einer der wichtigsten Faktoren, da rheumatische Beschwerden meistens mit einer Übersäuerung des Körpers einhergehen. Die Haut als Entgiftungsorgan spielt hier, gerade in der Nähe von Gelenken, für die Entgiftung eine wesentliche Rolle, auch für den Lymphfluss unter der Haut, der hier entsorgt werden muss. Denken Sie bitte an die manuelle Anwendung der Lymphdrainage oder an die Diamond Chipcard LY.

Dies gilt gleichermaßen für den Darm, der die Stoffe von der Leber dann weiter entgiften muss. Das gesamte unspezifische Abwehrsystem des Körpers wird an der Darmwand durch die sogenannten Peyer'schen Plaques (Darmwandlymphatikum) geleitet. Durch chronische Verstopfungen und Vergiftungen des Darms wird diese unspezifische Abwehr immer mehr behindert und überlastet. Man nennt das in der Medizin »Leaky Gut Syndrome«.

Sie sehen an Hand dieser Beispiele, wie alles zusammenhängt.

Egal, welches Symptom aus dieser Liste hergenommen wird, könnte ich Ihnen aufzeigen, dass jedes Organ in seiner Entgiftungsfunktion und in seiner Stoffwechselaktivität bei den Symptomen eine Rolle spielen kann. Deswegen ist es aus naturheilkundlicher Sicht dringend notwendig, sich mindestens einmal im Jahr einer umfassenden Reinigung und Entgiftung zu unterziehen.

Noch ein Wort zu den empfohlenen Mitteln. Die in diesem Buch erwähnten Mittel sind mir wohl bekannt. Ich verwende sie routinemäßig in der Praxis. Es gibt natürlich eine große Anzahl von anderen, ähnlich guten Mitteln auf dem Markt, die in Bioläden, Apotheken und Reformhäusern gefunden werden können. Wenn Sie einen guten Therapeuten kennen, wird dieser Ihnen sehr wahrscheinlich die Mittel, mit denen er arbeitet, auch verschreiben können. Vorteil der von mir empfohlenen Mittel ist lediglich, dass hier alles in dem Konzept aufeinander abgestimmt ist und die meisten dieser Mittel von mir auf Umweltgifte getestet worden sind, vor allem auf Isopropylalkohol und Benzol, die in vielen Fällen auch in naturheilkundlichen Mitteln gefunden worden sind. Ich erinnere daran, dass, auch wenn die Hersteller hier mit den besten Absichten arbeiten, es doch eine Anzahl von Faktoren gibt, die schwer zu kontrollieren sind, wie z. B. dass die

Maschinen, mit denen die Produkte hergestellt werden, vorher mit Isopropylalkohol gereinigt werden. Auch können gewisse Farbstoffe und Öle im Herstellungsprozess in die Mittel hineingeraten.

Kurmäßige Anwendung des Diamond Shield Zappers (Frühjahr und Herbst)

- Täglich
- Parasitenkur mit Dermaclean Juglandis (Kombinations-Präparat mit Walnuss, Wermut und Nelke) Dosierung: drei Mal täglich einen Teelöffel mit gutem Wasser einnehmen
- Nierenreinigung mit Dermaclean N: drei Mal täglich einen Teelöffel mit gutem Wasser einnehmen
- Leberreinigung mit Dermaclean L: drei Mal täglich einen Teelöffel mit gutem Wasser einnehmen

Dauer der Kur: vier Wochen

Vorsichtsmaßnahmen

1. Viel, viel, viel trinken – mindestens zwei Liter Umkehr-Osmose- oder Plose-Wasser oder ein ähnlich gutes mineralarmes und kohlensäurefreies Wasser
2. Alle Ausscheidungswege anregen, um anfallende Toxine aus dem Körper zu entfernen
3. täglich Stuhlgang (sonst Abführtee oder Einläufe)
4. öfters duschen, um die Hautausscheidung anzuregen
5. mäßige Bewegung bis zum Schweißausbruch
6. Leberreinigung[5]

---

5 siehe Buch »Parasiten – Die verborgene Ursache vieler Erkrankungen«, Seite 242

Gibt es Reaktionen?

Bei Kopfschmerzen, Müdigkeit, Mattigkeit, wilden Träumen, Aktivierung von chronischen Infekten können folgende Maßnahmen durchführt werden:

- Zappen aussetzen, bis die Reaktion abklingt
- Zapper-Anwendung einschleichend wieder erhöhen

  1 mal 1 Minute am ersten Tag
  1 mal 2 Minuten am zweiten Tag
  1 mal 3 Minuten am dritten Tag

Bei Wiederauftreten der Reaktion sollte die Dosierung vom Tag zuvor beibehalten werden. Bei extremen Reaktionen (allgemeiner Verschlechterung aller Symptome) liegt eine der fünf Blockaden vor. Es ist dann notwendig, zunächst die Regulationsblockaden[6] aufzulösen.

Entsäuerungsmaßnahmen

Folgende Empfehlungen für die Entsäuerung des Organismus können gegeben werden:

- Einmal wöchentlich einen **Gemüsebrühe-Tag** einlegen
- **7 x 7 Entschlackungstee,** zwei Tassen täglich
- **MineralVit gold,** 3 x 15 Tropfen täglich vor dem Essen
- **Calmag,** 4 Tabletten abends vor dem Schlafengehen
- **Basische Bäder**
- **Lactisol,** 2 x 10 Tropfen täglich vor dem Essen
- **Verboten ist jeglicher Zucker, Alkohol und Weizenmehl**

---

6 Regulationsblockaden: siehe Seite 106

Erstverschlimmerung

Die Behandlung mit dem Diamond Shield Zapper IE hat keinerlei Nebenwirkungen, da der elektrische Strom so schwach ist, dass er in die Körperfunktionen des Menschen nicht eingreift. Seitdem wir die Impuls-Entladung verwenden, der Patient also geerdet bleibt, sind diese Reaktionen praktisch verschwunden.

Patienten mit Herzschrittmachern raten wir allerdings von der Zapper-Anwendung ab, da es noch keine Untersuchungen diesbezüglich gibt.

Während der Schwangerschaft raten wir ebenfalls von einer Behandlung mit dem Zapper ab, weil bisher keine klinischen Untersuchungen vorliegen und aus ethischen Gründen solche Untersuchungen auch nicht gemacht werden. Eine ganze Reihe von schwangeren Patientinnen konnte dennoch berichten, dass sie den Zapper benutzt haben. Diese Frauen haben offensichtlich keine nachteiligen Wirkungen für sich selbst und ihr später geborenes Kind verspürt. Im Gegenteil, es ging beiden wesentlich besser. Je weniger Parasiten und Umweltgifte sich im Körper der Mutter befinden, desto günstiger sind die Lebensbedingungen für das ungeborene Kind.

Alle Wirkungen (Müdigkeit, Mattigkeit, Kopfschmerzen und Erstverschlimmerung), die durch die Anwendung des Zappers entstehen, sind als Reaktionen auf die entstandenen Gifte zu sehen, die die Regulation und Entgiftungsfähigkeit des Körpers überfordern. Die praktischen Erfahrungen zeigen, dass Multi-Allergiker und extrem übersäuerte Patienten aus dem gleichen Grunde stärkere Reaktionen zeigen. Hier hat es sich bewährt, einfach die Therapiezeit drastisch zu reduzieren, also zum Beispiel mit drei Mal einer Minute zu beginnen und nur langsam die Therapiezeiten zu steigern und den Entsäuerungsmaßnahmen und Trinkgewohnheiten eine größere Aufmerksamkeit zu schenken.

Weitere Regulierung

Eine große Hilfe bei der individuellen Zapper-Anwendung ist, dass bei dem neuen Diamond Shield Zapper die Voltzahl fein regulierbar ist. Sollten Reaktionen während der Anwendung auftreten (Prickeln, Hautausschlag), empfiehlt es sich, die Einstellung nach unten zu einer niedrigeren Zahl hin zu korrigieren. »Viel hilft viel« gilt hier nicht.

Zusatzmaßnahmen

Im Allgemeinen sind einige Zusatzmaßnahmen zur Anwendung des Zappers sinnvoll, um die Therapie zu unterstützen.

Bei Anwendung des Zappers: täglich mind. 2 Liter Wasser trinken

Eine ausreichende Menge an Flüssigkeit zu sich zu nehmen, ist äußerst wichtig, um den Körper regelmäßig zu entgiften. Dadurch werden seine vielen vitalen Funktionen aufrecht erhalten[7]. Schlackenstoffe müssen richtig gebunden und ausgeschieden werden. Damit das geschehen kann, bedarf es allerdings eines »ungebundenen« Wassers. Was heißt das? Wenn ein Wassermolekül an bestimmte Mineralien und Stoffe, wie zum Beispiel in einem Mineralwasser vorhanden (auch in »stillem« Wasser), gebunden ist, so hat es von seiner Struktur her keine Bindungskapazität mehr frei, um Giftstoffe an sich zu binden und sie aus dem Körper auszuscheiden. Diese Tatsache ist vielfach – auch in der Fachwelt – noch nicht umfassend erkannt worden. Wegen der anfallenden Giftstoffe bei der Anwendung des Zappers ist es darum unumgänglich, wenigstens zwei Liter stillen Wassers täglich als Mindestmenge zu trinken – unabhängig von Art und Menge anderer Getränke. Die Vernachlässigung dieser Regel ist einer der häufigsten Fehler bei der Anwendung des Zappers.

Es hat sich gezeigt, dass das Leitungswasser – auch wenn die hygieni-

---

7 Literaturempfehlung: „Das Geheimnis vom Wasser", Reinhold Will

schen Verordnungen in Deutschland im Verhältnis zu anderen Ländern sehr gut sind – trotzdem kein freies, ungebundenes Wasser ist. Häufig sind extrem viele Bakterienleichen, Schwermetalle und Umweltgifte darin enthalten. Dies kann durch den Widerstandswert des Wassers physikalisch nachgewiesen werden.

Untersuchungen in unserer Praxis an einigen hundert Proben Leitungswasser aus Haushalten von Patienten ergaben: keine Wasserprobe war ohne Schwermetall-Belastung! Von diesem Gesichtspunkt aus betrachtet, ist das Leitungswasser ein qualitativ minderwertiges Wasser. Es ist wirklich erforderlich, bei der Zapper-Therapie ein hochwertiges Wasser mit einem sehr hohen Widerstandswert zu trinken. Dazu eignet sich entweder Wasser, das durch ein Umkehrosmose-Gerät hergestellt wird oder das Plose-Quellwasser aus den Südtiroler Alpen. Dieses Wasser besitzt unter allen erhältlichen Wassern den höchsten Widerstandswert. Das Wasser sollte außerdem in Glasflaschen, nicht in Plastikflaschen, abgefüllt sein.

Leitungswasser: Widerstandswert von ca. 2.500 Ohm
Plose-Wasser: Widerstandswert von ca. 28.500 Ohm
Wasser aus Umkehr-Osmose: Wert von ca. 30.000 Ohm

Mit Plose-Wasser kann also etwa die 10 bis 12fache Entgiftungskapazität erreicht werden – im Vergleich zu normalem Leitungswasser. Wasser, das aus einem Umkehr-Osmosegerät stammt, misst etwa 30.000 Ohm, so dass sich diese Investition bei einer drei bis vierköpfigen Familie langfristig auf jeden Fall lohnt. Täglich zwei Liter getrunken, auch wenn das am Anfang schwer fällt, der Körper wird es danken und sich bereits nach einer Zeit von etwa sechs Wochen umstellen!

Ausscheidungswege aktivieren!

Die Reinigung des Körpers und das Aktivieren der Ausscheidungswege ist unerlässlich, soll langfristiger gesundheitlicher Erfolg durch die Zapper-Anwendung erreicht werden. Durch fünf maßgebliche Ausscheidungswege des Körpers müssen alle Toxine, Schlacken und Giftstoffe ausgeschieden werden. Das sind Darm, Haut, Niere, Lymphe und Leber. Wird die Atmung (Abatmung des CO2) im Sinne einer Entsäuerung und Erneuerung des Sauerstoffs im Blut dazu gezählt, gehört durchaus auch unsere Lunge zu den Ausscheidungsorganen. Es sollte sichergestellt werden, dass diese sechs Ausscheidungswege gut funktionieren, bevor Regulationsblockaden beseitigt werden.

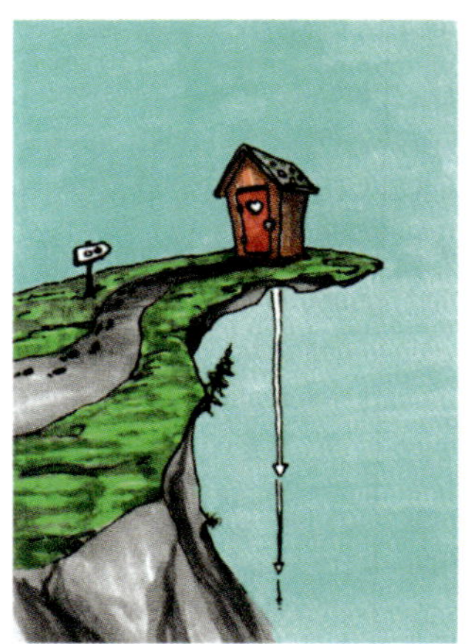

Entsorgung über die Lunge

Damit die Lunge arbeitet, muss einfach körperliche Bewegung stattfinden. Nur dies hilft, die Lunge gut zu belüften. Hierzu zählt alles, was an der frischen Luft geschehen kann und zum Schweißausbruch führt (Spazieren gehen zählt erst nach dem 70. Lebensjahr!). Jüngere Menschen sollten sich mindestens zweimal die Woche bis zu einem angenehmen Schweißausbruch bewegen. Dieser Schweißausbruch führt gleichzeitig zu einer Hautaktivierung und mehr Durst. Dadurch wird mehr getrunken und somit für den Flüssigkeitsaustausch und die Nierenaktivierung gesorgt.

Leistungssport nimmt natürlich eine Sonderstellung ein, da es hier wiederum zu einem vermehrten Entstehen von Schlacken kommen kann. Leistungssportler müssen ganz andere Maßnahmen und Regeln befolgen.

Haut

Die Haut sollte als Ausscheidungsweg intensiv gefördert werden, indem mit einem Sisalhandschuh regelmäßiges Trockenbürsten angewendet wird. Die Weichteile des Körpers kräftig abreiben, bis es zu einer angenehmen Rötung kommt. Saunabesuche sind ebenfalls sehr förderlich für die Ausscheidung der Giftstoffe durch die Haut.

Vor allem sollte auf eine paraffinfreie Hautpflege geachtet werden. Fast alle kosmetischen Produkte basieren auf paraffinhaltigen Substanzen, die oft als billige Abfallprodukte in der Petrochemie entstehen. Diese Substanzen führen dazu, dass die Poren des Körpers sich allmählich schließen, was langfristig wiederum zu einer Austrocknung und zu dem Bedürfnis, immer mehr Cremes benutzen zu müssen, führt. (Paraffinfreie Hautpflegeprodukte – siehe Anhang).

Ein gesunder Darm hat keine Schwierigkeiten beim Absetzen von Stuhlgang

Sollte eine Darm-Verstopfung vorhanden sein, muss dieser Aspekt ein ganz wesentlicher Teil der Therapie werden. Solange die Neigung zu Verstopfung besteht, kann keine korrekte Ausscheidung der Giftstoffe erwartet werden. Sollte eine Tendenz zu Verstopfung vorhanden sein, muss die Therapie mit dem Diamond Shield Zapper mit einer gewissen Vorsicht begonnen werden, denn das Zappen bewegt Giftstoffe, die den Körper eventuell noch nicht verlassen können und folglich über das Darmwandlymphatikum erneut resorbiert werden. Es kann leicht geschehen, dass zum Beispiel ein vorhandenes Asthma gegen eine Neurodermitis, eine Colitis oder einen Reizdarm ausgetauscht wird. Deshalb ist bei Darmträgheit und Verstopfung die Sanierungstherapie des Darmes von großer Bedeutung.

Wie definiert die Naturheilkunde eine Verstopfung? Eine Verstopfung bedeutet weniger als einen Stuhlgang pro Tag. Sollte regelmäßig nur jeden zweiten Tag Stuhlgang abgehen, ist eine echte Verstopfung vorhanden. Sollte nach dem Stuhlgang kein Erleichterungs- oder Entleerungsgefühl empfunden werden und besteht das Gefühl, auf eine zweite Darmentleerung zu warten, ist dies ein deutliches Anzeichen für eine Verstopfung. Sollte der Toilettengang recht lange dauern und mit »pressen« einhergehen, besteht ebenfalls eine Verstopfung. Der Stuhl sollte leicht abgehen, geformt sein, in der Farbe nicht zu dunkel, aber auch nicht zu hell sein. Ein wichtiger Test ist der sogenannte »Klopapiertest«: Toilettenpapier, mit schmierigem Stuhl verschmutzt, ist ein deutliches Zeichen für eine unvollständige Verdauung und deutet auf eine Mykosebelastung und auf eine Verstopfung hin.

In der westlichen naturheilkundlichen Anschauung der Humoralpathologie[8] stehen alle Schleimhäute des Körpers grundsätzlich miteinander in Kontakt. Wenn eine Schleimhaut belastet und degeneriert ist, gilt dies als Hinweis, dass auch andere Schleimhäute betroffen sein können. Hier wird ein Zusammenhang zwischen der Darmmukosa und der Lungenmukosa angenommen.

Hauptsitz unserer unspezifischen Abwehr sind die Lymphgeflechte, die am Darm anliegen. Wenn das Darmwand-Lymphatikum überlastet ist, weil zu viele Darmschlacken, Gärungen und Fäulnisstoffe entstehen, so ist die unspezifische humorale Abwehr entweder ständig überbeschäftigt oder sogar zusammengebrochen. Der nächsten Infektion sind Tür und Tor geöffnet. Erreger können leicht eindringen. Dies ist wahrscheinlich der wichtigste Aspekt, der sowohl für Schulmediziner als auch für Naturheilkundige nachvollziehbar ist und direkten Handlungsbedarf hat.

Die Pro-Biotische Kur mit MannaFlor

Hilfe gegen Verstopfung

Ein Aufbaumittel für die Darmflora ist sehr wichtig – hier kann mit Erfolg »MannaFlor« eingesetzt werden. Es enthält physiologische Darmbakterien, die den Darm besiedeln und die zur Verdauung

---

8 **Humoralpathologie** (lat.): medizinisches Konzept, dessen Kerngedanke darin besteht, dass Gesundheit und Krankheit durch eine bestimmte Mischung der flüssigen Bestandteile des Körpers bedingt werden.

gebraucht werden. Bildhaft gesprochen, besetzen MannaFlore die Parkplätze der Pilze, sobald diese absterben – so kann sich ein Pilz an dieser Stelle nicht erneut einnisten.

Die Probiotika-Therapie ist inzwischen in naturheilkundigen Praxen gut etabliert. Die ersten Erfahrungen auf dem Gebiet der Probiotika basierten auf dem Ergebnis verringerter Darminfektionen und eines höheren Immunstatus, der infolge eines reichhaltigen Verzehrs fermentierter Milchprodukte und Gemüse entstand und sich noch wochenlang im Darm nachweisen ließ.

Diese Bakterien haben einen äußerst positiven, probiotischen Einfluss auf die Darmflora

Der Begriff »Probiotikum« steht daher ursprünglich für die überlebensfähige und vermehrungsfördernde Eigenschaft dieser fermentierten Erzeugnisse, die infolge des Vergärungsprozesses milchsäurebildende, lebende Bakterien hervorbringen. Durch die Züchtung dieser Bakterien wurden verschiedene Kulturen isoliert, die sich nach dem Verzehr als artgleich im Darm ansiedeln und als Katalysator der Intestinalflora dienen können. Diese Eigenart der MannaFlore ergibt die Berechtigung, sie in unserer heutigen Ernährung und in der medizinischen Therapie einzusetzen. Wissenschaftlich gilt es folgende Punkte zu beachten:

A – Die Zusammensetzung der Kulturen

Durch die Beschaffenheit der Darmflora, die etwa 500 Spezies solcher Darmbakterien besitzt, bedarf es der Zuführung solcher Kulturen. Sie sollen möglichst viele Teile der Mikroflora stimulieren und damit einen großen Bereich des Verdauungskanals stabilisieren.

Die Auswahl der MannaFlor-Kulturen (Bifidobakterien lactis, breve, longum, die Lactobazillen acidophilus, casei, salivarius, plantarum und rhamnosus,) tragen diesem Umstand Rechnung. Lactobazillen kommen besonders zahlreich im aeroben ersten Teil des Verdauungskanals und im Dünndarm vor, Bifidobakterien im Dickdarm. Jede Kultur besitzt ein speziell anderes Enzym und wächst nicht unter den gleichen Ernährungs- und Organismusbedingungen, so dass sich diese Kulturen in Symbiose ergänzen und vervollständigen.

Der Lactobacillus acidophilus ist die tragende Kultur in MannaFlor. Durch die Produktion von Milchsäure und anderen Stoffwechselprodukten verschlechtert er das Milieu für unerwünschte Mikroorganismen. Studien haben ergeben dass L. acidophilus helfen kann, den Cholesterinspiegel und das Risiko von Herzkranzgefäßerkrankungen zu senken.

Besonders erwähnenswert ist dabei der Lactobacillus rhamnosus. Diese Kultur wurde erst 1999 entdeckt. Sie hat sich als äußerst wirksame Kultur gezeigt. Sie zeichnet sich durch eine bis zu zehn mal höhere Vermehrungsfähigkeit in der Magenpassage und im Verdauungstrakt aus – im Vergleich mit herkömmlichen Kulturen.

Laut einer neuen finnischen Studie konnte die Atopie-Rate[9] bei Neugeborenen um 50% dadurch gesenkt werden, wenn werdenden Müttern zwei Wochen vor der Geburt täglich zwei Kapseln von Lactobacillus rhamnosus verabreicht wurde. Nach der Geburt wurde zusätzlich den Säuglingen Lactobacillus rhamnosus als Pulver verabreicht. (Siehe auch *»Lancet«,* Bd. 357, Seite 1057 u. 1076).

B – klinische Humanstudien belegen Wirksamkeit

Eine probiotische Unterstützung ist dann angezeigt, wenn das Ökosystem Darm instabil geworden ist und nicht mehr die lebensnotwendige Barriere gegen das Eindringen von pathogenen Fremdorganismen darstellt. Diese Störung kann die Folge besonderer Belastungen wie zum Beispiel ballaststoffarme Ernährung, Antibiotikabehandlung, Stress, Alkohol- und Zigarettenkonsum sein, oder eine Erkrankung des Intestinal-Traktes[10] selbst.

Der positive Effekt probiotischer Kulturen konnte darüber hinaus postuliert werden:

- bei der Bekämpfung und Hemmung des Wachstums pathogener Keime und Pilze,

---

9 **Atopie** (griech.): med. Begriff für Überempfindlichkeitsreaktionen

10 **Intestinum / Intestinaltrakt** (lat.): Darm. Längster Abschnitt des Verdauungsrohrs, der vom Magenpförtner bis zum After reicht und sich in den Dünn- und Dickdarm aufgliedern lässt.

- bei Obstipation und Diarrhoe-Erscheinungen,
- bei der Förderung der Mineralstoffabsorption von Magnesium, Eisen und Calcium,
- bei einer Darmflora-Insuffizienz,
- im Anschluss an eine Antibiotikatherapie zur Wiederbesiedlung der Darmflora,
- bei Unverträglichkeit von Milchprodukten und Laktose,
- bei Maßnahmen zur Entwicklung des Immunsystems, da die körpereigene Immunabwehr zu 80% im Darm gebildet wird und von dessen Funktionsfähigkeit abhängt.

Die Keimzahl

Als weiterer Indikator gilt die Keimzahl der enthaltenen Kulturen, da täglich eine gewisse Anzahl davon (ca. 5 – 10 Milliarden) in den Darm gelangen sollten, um eine konstante und effektive probiotische Stimulation hervorzurufen. Hierbei bietet MannaFlor mit einer Zahl von 30 Milliarden KBE (Kolonien bildenden Einheiten) pro Kapsel eine ungewöhnlich hohe Anzahl, so dass eine optimale tägliche Zufuhr im Darm, auch unter Berücksichtigung der Verluste, wie zum Beispiel durch die Magensäfte, gewährleistet werden kann. Dies ist der Hauptgrund, warum häufig in meiner Praxis Mittel wie MannaFlor eingesetzt werden, zumal sie im Preis-Leistungsverhältnis die meisten anderen Präparate übertreffen.

Die Produktakzeptanz

MannaFlor ist Hefe- und Laktose-frei und kann auch bei Milchzucker-Unverträglichkeit verzehrt werden. Zudem enthält es keine Konservierungsstoffe und sichert durch das Verfahren der Gefriertrocknung den hohen Qualitätsstandard, so dass es auch für Reisen in südliche Regionen geeignet ist.

Verzehrempfehlung MannaFlor

Die Verzehrempfehlung liegt bei einer Kapsel einmal täglich zu den Mahlzeiten. Der Verzehr wird über einen Zeitraum von mehreren Monaten empfohlen und sollte bei Erfolg fortgesetzt werden, um einen Rückgang der Kulturenzahl zu vermeiden.

Empfehlenswert ist eine prophylaktische Einnahme über mehrere Monate hinweg. Die natürliche Darmflora wird dadurch unterstützt. Studien besagen, dass diese physiologischen Darmflorabakterien ein ständiges Training für das Immunsystem des Darmwandlymphatikums darstellen und das Immunsystem stabilisieren. So mancher erfolgreiche Heilpraktiker behandelt 50 Prozent aller Erkrankungen, von Immunschwächen bis hin zu Allergien, über eine ausführliche Sanierung des Darmes.

Bitterstern

Hilfe bei einer Therapie der Verstopfung gewährt das Mittel Bitterstern, ein Tonikum für die inneren Verdauungsorgane und für das Leber- und Gallensystem. Es genügt, drei mal sieben Tropfen täglich einzunehmen.

Dem Elixier aus 18 Heilkräutern in einem alkoholischen Auszug sieht man gar nicht an, welche Kraft in ihm steckt. Man könnte meinen, es wäre ein Magenbitter wie andere auch. Die Erfahrungen mit Bitterstern zeigen aber, dass die auf der Basis eines alten Klosterrezepts aus der Umgebung der Hildegard von Bingen gemischten Kräuter vielfältigere Wirkungen haben. Berücksichtigt man das enthaltene Zimt oder den Galgant, Majoran, Koriander, Kardamom, Lavendel und den Ingwer allein und betrachtet die Wirkungen dieser Substanzen, dann kann erahnt werden, was erst die Gesamtheit des Mittels im Körper bewegen kann. Erweitert durch chinesische, indianische und ayurvedische Heilpflanzen »putzt« der Bitterstern innerhalb von Minuten die Meridiane durch.

Durch die Einnahme von Bitterstern kommt das Energiesystem in Fluss. Das »Durchputzen« der Meridiane wird von einem Energieschub begleitet, der sofort ein Gefühl der Erleichterung schafft. Sogar bei Salmonellenvergiftung und Magen-Darm-Infektionen tritt auf der Stelle eine Besserung im Gesamtbefinden ein. Sind die Meridiane offen, dann können sich die Selbstheilungskräfte voll entfalten. Das bedeutet aber auch, dass jedes danach eingenommene Mittel besser wirken kann, weil es viel intensiver vom Körper aufgenommen wird.

Der Hauptanwendungsbereich des Bittersterns liegt aber sicherlich im Bereich der Verdauungsbeschwerden. Bitterstern normalisiert die Magensäureproduktion, sowie die Sekretion der Verdauungsdrüsen, auch der Bauchspeicheldrüse und der Galle. Er wirkt ausgleichend bei zuviel oder zuwenig Magensäure und den dadurch entstehenden Symptomen wie Sodbrennen, Mundgeruch, Gastritis, Blähungen, Durchfall und Verstopfung. Außerdem ist er, wie schon erwähnt, wirksam bei Infekten, kann helfen bei Lebensmittelvergiftungen, bei Beschwerden durch Parasiten und unterstützt die Behandlung bei Pilzerkrankungen. Bei Pilzbefall des Darms beeinflusst er das Darmmilieu günstig und mildert durch seinen bitteren Geschmack die Gier nach Süßem.

Nach kurzem Energie-Kick folgt auf Süßigkeiten die energetische Talfahrt

Aus dem Fünf-Elemente-Zyklus der chinesischen Medizin wissen wir, dass der bittere Geschmack (Feuer) die Erde und damit die für die Verdauung so wichtigen »Organe der Mitte« wie Milz, Bauchspeicheldrüse und Magen nährt. Liegt dort ein Ungleichgewicht vor, macht es sich vor allem durch Gier nach Süßem bemerkbar, die einer Aufforderung nach Ausgleich gleichkommt. Zucker kann die benötigte Energie für diesen Ausgleich nicht in gewünschtem Maß bereitstellen. Süßigkeiten beheben das Energiedefizit nicht wirklich und der Impuls »ich brauche etwas Süßes« bleibt bestehen. Die im Bitterstern enthaltenen Bitterstoffe schaffen aber darüber hinaus auch die notwendigen Reserven basischer Substanzen, mit denen Säuren im Gewebe abgebaut und ausgeschieden werden können. Dadurch wird der Mineralstoffhaushalt geschont, der Körper wird nicht zum Räuber seiner eigenen Mineralstoffe aus Knochen, Zähnen und Muskeln. Damit wird aber auch die Produktion der Bauchspeicheldrüsenflüssigkeit unterstützt, die basisch ist und dankbar für ein etwas weniger saures Milieu.

Bitterstern entfaltet seine stärkste Wirkung laut einer japanischen Studie in einem Glas Wasser. Drei bis vier Tropfen genügen schon, sollten aber öfter am Tag eingenommen werden.

Darmsanierung

Darm-Einläufe sind bei der Darmsanierung meist sehr hilfreich. Das entsprechende Zubehör ist in jeder Apotheke erhältlich. Es ist auch möglich, ein pflanzliches Abführmittel in Form einer Tasse Tee am Abend oder in Tablettenform einzunehmen. Vermieden werden sollten unter allen Umständen jegliche chemische Abführmittel. Diese Mittel werden schnell zur Gewohnheit und gewöhnen den Darm an das Mittel. Sie machen ihn träge und bewirken eine Überreizung der Darmschleimhaut.

Einfacher ist das Einnehmen von Leinöl. Zweimal täglich werden drei Esslöffel Leinöl in soviel Quark wie gewünscht eingerührt und vor allem am Abend gegessen. Sollten diese Maßnahmen die vorhandene Verstopfung nicht therapieren, ist es sinnvoll, einen naturheilkundigen Therapeuten aufzusuchen und die Verstopfung fachkundlich behandeln zu lassen. Falls die Darmstörung zwischen Durchfällen und Verstopfung pendelt, sollte zuerst die Verstopfung angegangen werden, denn diese kann die Ursache für die Durchfälle sein. Auf gar keinen Fall aber darf der Stuhl durch chemische Mittel unterbrochen werden.

Sind für die täglichen Durchfälle eine Überreizung der Darmschleimhaut – durch Bakterien oder Pilze verursacht – verantwortlich, kann das Präparat Myrrhinil intest (Firma Reha) eingesetzt werden. Apotheken führen das Mittel rezeptfrei. Myrrhinil enthält – wie der Name andeutet – unter anderem Myrrhe. Es ist ein sehr gutes Antimykotikum. Die Schleimhaut wird geschont, es wirkt entzündungshemmend und hilft bei Pilzbelastungen.

Verstopfung kann übrigens auch durch Trägheit des Darms, durch Mangel an Bewegung, verursacht werden. Mit Bewegung ist nicht der übliche Stress gemeint, sondern eine körperliche Tätigkeit. Hierzu zählt das Bewegen der Bauchmuskulatur, insbesondere das Bücken und in die Hocke gehen.

Bei starken Winden und Blähungen hat sich Fenchel bewährt. Hiervon dreimal eine Kapsel täglich. Sollten die Darmprobleme durch diese einfachen Maßnahmen nicht in drei bis vier Wochen in den Griff zu bekommen sein, sollte, bevor im Rahmen der Selbsthilfe fortgefahren wird, der Rat eines naturheilkundigen Therapeuten eingeholt werden.

Zusammenfassung bei Trägheit des Darms:

- **Bewegung**
- **MannaFlor,** 1 x täglich 1 Kapsel
- **Bitterstern,** 3 x 7 Tropfen täglich
- **Leinsamenöl,** 2 Esslöffel täglich mit Quark
- **milder Abführtee,** 1 Tasse abends

Nieren und Lymphe – Aktivierung der Ausscheidung

Hier haben Sie mit Ihren neuen Trinkgewohnheiten, das heißt, wenn Sie täglich die Trinkmenge von mindestens zwei Liter wirklich guten Wassers einhalten, bereits sehr viel für die Nieren getan.

Ich hörte letztens von einem befreundeten Chirurgen, dass sehr viele Chirurgen mit zunehmendem Alter an Nierensteinen leiden. Das kommt ganz einfach daher, weil sie von morgens bis spät in den Nachmittag ständig im Operationssaal sind und aus Sterilitätsgründen in der Zwischenzeit nicht trinken können, aber trotzdem bei den anstrengenden Operation eine erhöhte Ausdünstung über die Haut haben, also auch schwitzen. Dies führt allmählich über die Jahrzehnte zur Austrocknung und dann zu Nierensteinen, so dass dies in diesem Beruf eine der häufigsten Spätfolgen ist. Dies zeigt wieder einmal, wie wichtig es ist, täglich zwei Liter reines Wasser zu trinken.

Nierenreinigung durch Nierenkräuter

Um die Entsäuerung des Körpers zu gewährleisten, muss die Niere gut funktionieren und frei von Giften und Bakterien sein. Dazu ist es sinnvoll, eine Nierenreinigung durchzuführen. Altbewährte Kräuter können hier eine massive Hilfe sein.

Goldrutenkraut *(Solidaginis herba)* hat leistungssteigernde Wirkung auf die Nieren, Ausscheidung von Flüssigkeit wird angeregt.

Bärentraubenblätter *(Uvae ursi folium)* wirken desinfizierend auf die Harnwege.

Orthosiphonisblätter *(Orthosiphonis folium)*. Ausscheidung von Flüssigkeit und stickstoffhaltigen Substanzen (Kochsalz!)

Schachtelhalmkraut *(Equiseti herba)*. Diuretische Wirkung und allgemeine stoffwechselanregende Wirkung

Die Wirkung ist die Ausschwemmung von Wasseransammlungen und hat vor allem harntreibende Kraft. Diese Kräuter sind im Nierenkräuterpräparat Dermaclean N der Firma DermaVit enthalten. Es besteht aus einer Grundlage von levitiertem Getreidedestillat und erfüllt die genannten Voraussetzungen am Besten. Um den therapeutischen Erfolg sicher zu stellen, genügt in der Regel die Einnahme einer einzigen Flasche. Empfohlene Einnahme: zwei bis drei mal täglich ein Teelöffel Dermaclean N mit Plose-Wasser.

Die Niere ist nicht nur Ausscheidungsorgan, sondern auch eines unserer Hauptlymphorgane. Durch eine Nierenreinigung wird zugleich auch eine Lymphreinigung vorgenommen. Sollten allerdings schwerwiegende Beschwerden – zum Beispiel chronische Lymphknotenschwellungen oder Lymphödeme – vorhanden sein, sei dringend die Konsultation eines erfahrenen Therapeuten angeraten.

Zusammenfassung Niere / Lymphe

- täglich mindestens zwei Liter mineralarmes, hochwertiges Wasser trinken
- **Dermaclean N** Nieren-Kräuter-Präparat
  2 bis 3 Mal täglich 1 Teelöffel
  mit viel hochwertigem Wasser trinken
- **MineralVit Gold** 3 x 15 Tropfen (siehe Seite 133)

Leber

Nachdem die Niere entgiftet wurde, der Darm und die Haut wieder funktionieren, kann die Leber wieder ihre Aufgaben wahrnehmen. Sie kann wieder entgiften und die Schlacken weiter an Niere, Darm und Haut zur Ausscheidung leiten. Auch hier haben sich einige Kräuter bewährt, unter anderem:

Mariendistelfrüchte (Cardui mariae fructus)

Löwenzahnwurzel mit Kraut (Taraxaci radix cum herba)

Artischockenblätter (Cynarae folium)

Salbeiblätter (Salviae folium)

Pfefferminzblätter (Menthae piperitae folium)
Ihre Wirkung ist galle- und harntreibend.

Silymarin (Bestandteil der Mariendistelfrüchte) wirkt bei zahlreichen Leberschädigungen. Damit wird die Regenerationsfähigkeit der Leber angeregt und die Neubildung von Hepatozyten stimuliert.
Salviae folium wirkt antibakteriell, fungistatisch, virusstatisch, adstringierend, sekretionsfördernd und schweißhemmend.

Menthae piperitae hat eine direkte spasmolytische Wirkung[11] an der glatten Muskulatur des Verdauungstraktes, ist choleretisch[12] und carminativ[13].

Das Leberkräuter-Präparat Dermaclean L dient der Förderung der Gallenbildung, des Gallenflusses, der Gallensekretion und der Harnausscheidung sowie der Vorbeugung von Leberschädigungen und der Verbesserung der entgiftenden Funktion der Leber.

Anwendung: Empfohlene Einnahme: 2 – 3 mal täglich ein Teelöffel mit viel Plose-Wasser.

Nachdem diese Maßnahmen begonnen wurden, sind die Vorbereitungen für das immer längere Zappen gegeben. Es sollten jetzt auch die Parasitenkräuter eingenommen werden. Sind die Ausscheidungswege auf diese Weise geöffnet worden, kann sich bereits viel im Organismus bewegen. Danach kann die große Leberreinigung, so wie sie im Parasiten[14]- oder im Cholesterinbuch[15] bereits ausführlich beschrieben worden ist, durchgeführt werden, um die Gallen- und Lebersteine aus den Gallengängen der Leber zu entfernen und den Weg zu einer völlig neuen Gesundheit zu eröffnen.

Zusammenfassung

Leberkräuter-Präparat *Dermaclean L* **flüssig,** empfohlene Einnahme: zwei bis drei Mal täglich
einen Teelöffel mit viel gutem Wasser
Große Leberreinigung (siehe Parasiten- oder Cholesterinbuch)

---

11 Spasmolyse (lat.): Beseitigung eines Krampfzustandes

12 Cholerese (grich.): Gallebildung und Galleabgabe

13 Carminativa (lat.): Blähungstreibende Mittel

14 Parasiten – die verborgene Ursache vieler Erkrankungen, S. 242

15 Cholesterin – Schock und die Alternative, S. 141

Parasitenkur

Die Naturheilkunde kennt bereits seit längerer Zeit bestimmte Mittel, die zur Abtötung von Parasiten geeignet sind. Vor allem wird die Walnuss (Frucht des Walnussbaumes **Juglans regia**, aber auch anderer Juglans-Arten) genannt, die bereits seit vielen Jahren erfolgreich in der Veterinärmedizin zur Bekämpfung von parasitärem Befall eingesetzt wird.

Ein altbekanntes Mittel aus der Volksmedizin ist der **Wermut**. Er wird als Bittermittel geschätzt und verfügt über eine ausgezeichnete antiparasitäre Wirkung. So scheint sein englischer Name »Worm-Wood« auch Bezug auf Würmer zu nehmen.

Als weiteres bekanntes Mittel der Naturheilkunde sei hier auch die **Nelke** erwähnt. Durch die in ihr enthaltenen starken ätherischen Öle ist ihre Wirkung vor allem auf die Eier und Larven von Parasiten gerichtet.

Juglandis

Neben Arzneien, die aus den einzelnen Naturstoffen hergestellt wurden, existieren inzwischen aber auch spezielle Kombipräparate, in denen die Wirkstoffe aller drei Naturmittel zusammen enthalten sind. Dies erspart die mühsame Einnahme von großen Mengen an Kapseln. Sehr gute Erfahrungen werden mit dem nach der Walnuss benannten Präparat *»Dermaclean Juglandis«* gemacht. Normalerweise hat eine Dosierung von dreimal täglich 1 Teelöffel bis 3 x 1 Esslöffel, mit viel Wasser eingenommen, sehr gute Ergebnisse gezeigt. Eine bis zwei Flaschen des Mittels reichen im Regelfall völlig aus.

Mit Juglandis wurde ein einfacher und unkomplizierter Weg gefunden, alle drei Heilpflanzen (Walnuss, Wermut, Nelke) in einer Tinktur zusammenzustellen und zu verflüssigen. Noch eine Besonderheit: Die Zubereitung der Tinktur erfolgt äußerst schonend und hochwirksam auf levitiertem Getreidedestillat. Durch Aufspaltung der Cluster im Getreidedestillat wird eine einzigartige Einlagerung der Informationen der Heilpflanzen erzielt. Dies bietet entscheidende

Vorteile: Einfache, unkomplizierte Dosierung und Einnahme, da nicht verschiedene Mittel gleichzeitig eingenommen werden müssen. Es gibt keine toxischen oder allergischen Reaktionen, denn es wird kein medizinischer Alkohol verwendet. Die Kapseleinnahme fällt weg. Für Vegetarier ideal, da die handelsüblichen Gelatine-Kapseln meist aus Knochen vom Schwein oder Rind hergestellt werden. Selbst die sehr selten für Kapseln verwendete pflanzliche Gelatine schleimt nach der Einnahme und kann außerdem zu Atemreizung führen.

Anwendung: einen bis zwei Esslöffel täglich vor den Mahlzeiten

Für Haustiere (zum Beispiel Katzen und Hunde) gilt: ein Teelöffel auf einen Liter Wasser (bei kleinerer Trinkmenge entsprechend weniger dosieren).

7| Leitfaden um wieder fit zu werden
Symptom-Kontrolle

Tägliche Praxis: Warnhinweise des Körpers werden leicht aus dem Bewusstsein verdrängt

Sehen Sie sich bitte die nachfolgende Liste an und kreuzen Sie alle Symptome an, unter welchen Sie leiden, auch wenn sie nur selten auftreten. Es gibt zwei wichtige Gründe hierfür: zum einen sollen Sie selbst entscheiden, ob eine Anwendung mit dem Zapper und die entsprechenden Entgiftungsmaßnahmen für Sie notwendig sind – und zum anderen ist es ja eine Eigenschaft der menschlichen Psyche, unangenehme Dinge und körperliche Beschwerden schnell zu vergessen. Hat der Patient zum Beispiel fünf Symptome gezeigt, bevor er mit der Kur begann, und verschwinden dann drei davon während der Behandlung, scheint er sich hernach einfach nicht mehr an diese zu erinnern. Die zwei restlichen Symptome empfindet er jedoch immer noch als unerträglich. Häufig ist diese Nicht-Einsicht in den gesamten Zusammenhang der Grund, warum unter Umständen die ganze Anwendung und Behandlung als unwirksam abgetan wird.

Natürlich sollte sich niemand zum Hypochonder entwickeln und jedes Zwicken und Flattern in seinem Tagebuch notieren. Ein gesunder Mensch ist nicht zimperlich und kann gelegentlich einen Schmerz, einen Krampf oder ein Unwohlsein ruhig ertragen. Dazu gehören aber keineswegs Beschwerden, die sich regelmäßig wiederholen.

Auf den folgenden Seiten erhalten Sie eine Liste für eine kontrollierende Hilfestellung der eigenen Symptomatik. Notieren Sie bitte sorgfältig alle Beschwerden, die gelegentlich auftreten – auch die Häufigkeit und Intensität. Diese Liste kann dann als grobe Richtlinie helfen.

Sie sollten möglichst aufrichtig diese Liste beschriften. Beachten

Sie auch die Note 1 bis 6, wobei 6 eine extreme Häufigkeit und Wiederholung des Symptoms bedeutet und Note 1 nur gelegentlich leichte Beschwerden. Dokumentieren Sie Ihren Zustand so gut Sie können, bevor Sie mit den Anwendungen anfangen.

Symptomenliste

A – Verdauungstrakt

O	Stuhlganghäufigkeit	täglich?	O ja	O nein
O	Konsistenz	geformt?	O ja	O nein

	Zunahme der Häufigkeit					
	1	2	3	4	5	6
O Winde						
O Blähungen						
O Aufstoßen						
O Pilzinfektionen (Darmpilz)						
O Sodbrennen						
O Übelkeit						

B – Haut

	Zunahme der Häufigkeit					
	1	2	3	4	5	6
O Ausschläge						
O Allergien						
O Schwitzen						
O Pilzinfektionen (Hautpilz)						

C – Abwehr/Immunsystem

	Zunahme der Häufigkeit					
	1	2	3	4	5	6
○ Grippale Infekte						
○ Häufige Erkältungen						
○ Stirnhöhlenentzündung						
○ Mandelentzündungen						
○ Ohrenentzündungen						
○ Bronchiale Infekte						
○ Blaseninfekte						

D – Allgemeiner Zustand

	Zunahme der Häufigkeit					
	1	2	3	4	5	6
○ Müdigkeit						
○ Schlaflosigkeit						
○ Mattigkeit						
○ Ohrensausen						
○ Sehvermögen						
○ Belastbarkeit						
○ Nervosität						
○ Kopfschmerzen/Migräne						
○ Vitalität						
○ Lebensfreude						
○ Melancholie/Depressionen						
○ Psychische Ängst						
○ Vergesslichkeit/Zittrigkeit						
○ Reizbarkeit						
○ Aggressivität						
○ Teilnahmslosigkeit						
○ Interesselosigkeit						

E – Schmerzsymptomatik

	Zunahme der Häufigkeit					
	1	2	3	4	5	6
O Schmerzen						
O Gelenkschmerzen						
O Rückenschmerzen						
O Krämpfe						

F – Allergien

	Zunahme der Häufigkeit					
	1	2	3	4	5	6
O Kontaktallergien / Nickel etc.						
O Nahrungsmittel-Unverträglichkeiten						
O Heuschnupfen						
O Krämpfe						

G – Frauen

	Zunahme der Häufigkeit					
	1	2	3	4	5	6
O Menstrualbeschwerden						
O Pilzinfektion (Vaginalpilz)						

H – Herz-Kreislauf

	Zunahme der Häufigkeit					
	1	2	3	4	5	6
O Schmerzen						
O Gelenkschmerzen						
O Rückenschmerzen						
O Krämpfe						

I – Sonstiges: Ihre Notizen

____

____

____

____

____

Anschließend haben Sie zwei Möglichkeiten in die Verbesserung Ihres Zustandes einzusteigen.

1. Möglichkeit

Die erste Möglichkeit ist, bei dem folgenden Anwendungsschema einfach mit dem ersten Schritt einzusteigen und wöchentlich Ihre Beschwerdeliste zu kontrollieren. Das bedeutet, nachdem Sie z. B. den ersten Schritt 1 Woche lang angewendet haben, kontrollieren Sie alle Ihre Symptome, um festzustellen, ob und wie viel sich verändert und verbessert hat.

Ab der 2. Woche fügen Sie den 2. Schritt dazu, in der 3. Woche nehmen Sie den 3. Schritt dazu, und so weiter bis zum Schritt 6, den Sie mindestens 2 weitere Wochen beibehalten. Die gesamte Kur dauert also 8 Wochen.

Bei dieser Methode können Sie natürlich, wenn Sie z. B. in der 4. Woche bei Schritt 4 angelangt sind und bemerken, dass alle Ihre kleinen Beschwerden verschwunden sind, aufhören. Sie haben dadurch auch eine Kontrolle darüber, welche der Maßnahmen in welcher Woche Ihnen am meisten geholfen hat und wodurch sich die Symptome am ehesten verbessert haben.

2. Möglichkeit

Die 2. Methode, mit dieser Liste vorzugehen besteht darin, die Anzahl der Beschwerden, die Sie mit der Note 3 oder schlechter bewerten, zusammen zu zählen, und wenn Sie z. B. vier solche lästigen Beschwerden haben, können Sie sofort mit dem Schritt 4 (inklusive Schritt 1, 2 und 3) beginnen. Haben Sie sechs oder mehr Beschwerden, beginnen Sie gleich mit dem 6. Schritt inklusive Schritt 1,2,3,4 und 5). Das bedeutet, Sie führen, da die Schritte aufeinander aufbauen, **alle** Maßnahmen vom ersten Tag an gleichzeitig durch.

Wenn all diese Maßnahmen Ihnen nicht geholfen haben, können Sie die Anwendung noch bis auf 10 Wochen erweitern. Ansonsten besteht mit Sicherheit eine der Blockaden, wie sie im Kapitel 5, *Regulationsblockaden durchbrechen*[16] beschrieben sind.

---

16 Kapitel 9 »Regulationsblockaden durchbrechen«, Seite 111

8| Mangelnde Vitalität
Ursache und Lösung

Fit und vital – sind Sie wirklich fit? Sind Sie wirklich vital und können Sie in ihrem Alltag eine vernünftige und Ihrem Alter entsprechende Leistung hervorbringen? Besitzen Sie am Feierabend und am Wochenende noch die Lebensfreude, die Frucht Ihrer Leistungen zu genießen? Können Sie Ihren Interessen, Hobbys und Familienaktivitäten ohne Probleme nachgehen? Oder schleppen Sie sich von einem Tag zum anderen und sind dankbar, dass Sie das notwendige Pensum gerade noch schaffen? Kostet Sie jede besondere Anforderung Überwindung – ob abends oder am Wochenende? Sind Sie froh, wenn mal einige Tage vergehen ohne das Gefühl der Mattigkeit, Müdigkeit, Kraftlosigkeit oder Benommenheit? Waren Sie schon bei den verschiedensten Ärzten – ohne die richtige Hilfe zu finden?

Heutige Situation

Wie geht es eigentlich dem heutigen Mensch in der Wohlstandsgesellschaft? Wir beobachten, dass er von einer unglaublichen Menge von Informationen und Eindrücken überflutet wird. Alles nimmt rapide zu: Transportgeschwindigkeit, Medien, Kommunikation, Internet und somit auch Arbeitsgeschwindigkeit und Leistungsdruck. Kennen Sie viele Menschen in Ihrer Umgebung, die keinen Stress haben und sich nicht überfordert fühlen? Lassen Sie es mich anders formulieren: Kennen Sie einen Menschen, der *nicht* chronisch überlastet ist? Wahrscheinlich nicht.

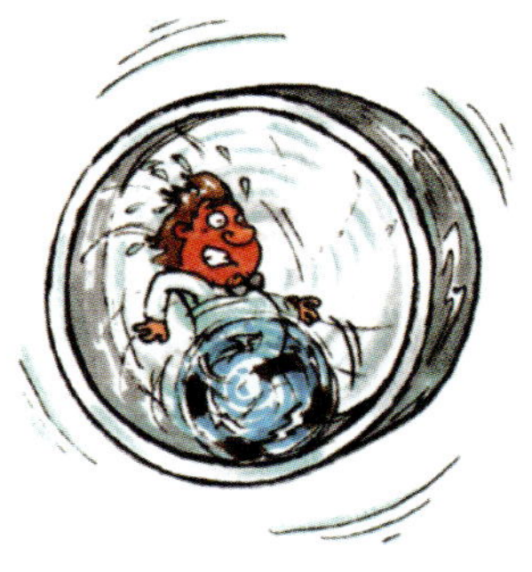

1. Ausscheidungswege überlastet

Überlastung führt zur Überhitzung der Wahrnehmungs- und Verarbeitungsorgane. Nicht nur unser Ohr wird heiß, wenn wir lange mit dem Handy telefonieren, oder die Augen werden müde und trocken, wenn wir zu lange am Computer arbeiten. Auch unser Gehirn und unser vegetatives System sind den Überreizungen unterworfen. Alle inneren Organe, die damit zusammenhängen, sind betroffen. Durch ständiges »hochtouriges Fahren« erhitzen sich alle Organe. Das bedeutet ganz einfach: mehr Schlacken und Säuren entstehen im Körper, die wiederum abgebaut, abgepuffert und ausgeschieden werden müssen. Bald sind unsere Ausscheidungsorgane so überfordert, dass sie ihrer natürlichen Funktion nicht mehr gerecht werden können.

2. Falsche Ernährungsgewohnheiten

Dass in unserer Überflussgesellschaft »zuviel« vom »Falschen« gegessen wird, dürfte inzwischen jedem klar sein. Hier sei vor allem die übermäßige Kohlenhydrate- und Eiweißmast, Zucker und Alkohol erwähnt. Diese zusammen führen zu einer Übersäuerung des menschlichen Organismus. Beim Versuch, diese Übersäuerung abzubauen, entstehen wiederum Verschlackungen und Eiweißfäulnisprodukte.

Die Entsäuerung ist durchaus eine der wichtigsten Maßnahmen, um die man nicht herum kommt, will man wieder fit werden. Falsche Ernährungsgewohnheiten und deren Berichtigung sind das Thema in vielen Büchern. Reicht dieses Informationsangebot nicht aus, sollte sich jeder Interessierte an einen fachkompetenten Therapeuten oder Ernährungsberater wenden.

3. Zunahme der Umweltgifte

Umweltgifte nehmen ständig zu. Die Giftmengen, die uns mehr und mehr belasten, kann man sich in ihrer Größenordnung nicht vorstellen. Viele neue chemische Substanzen werden jährlich synthetisiert. Diese Tatsache muss man sich erst einmal klar machen. Nicht alle diese Substanzen finden eine Verwendung in der chemischen Industrie. Keine dieser neuentwickelten Substanzen werden auf ihre Langzeitwirkung bei Natur, Mensch und Tier hin untersucht. Diese Umweltgifte müssen alle von unserem Körper abgebaut werden. Hier begegnen wir einem immensen praktischen Problem: die Entgiftungsmechanismen des menschlichen Körpers sind nämlich nicht dafür konzipiert, synthetisch erzeugte Substanzen abzubauen! Solche chemischen Substanzen kamen Millionen von Jahre in der Natur nicht vor. Jetzt wird seit etwa zweihundert Jahren von unserem Organismus vermehrt gefordert, neben den existierenden natürlichen chemischen Zusammensetzungen auch die vielen neuen Substanzen aufzuarbeiten und wieder auszuscheiden.

Der Körper behilft sich mit verschiedenen Strategien: er versucht mit Mineralien, Vitaminen, Aminosäuren, Enzymen und anderen organischen Kombinationen, diese Gifte abzubauen. Dies überfordert jedoch bald seine Ressourcen und führt früher oder später zu seiner Erschöpfung.

Der nächste Schritt des Organismus ist es, die Gifte in das Fett-, Bindegewebe und in die Leber abzulagern und sie dann dort einzukapseln. Aber diese sogenannten Depots sind auch irgendwann voll. Nun flüchtet sich der Körper in die Erzeugung verschiedener Symptome wie Müdigkeit, Abgeschlagenheit und andere bereits erwähnte Erscheinungen. Er will signalisieren: ich kann nicht mehr – ich bin chronisch vergiftet…

4. Parasitenbelastung

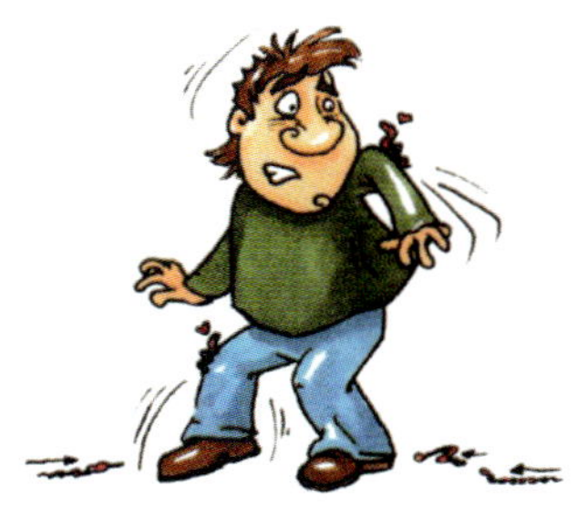

In uns leben Parasiten! Dies ist eine Tatsache. Dies ist schon seit Tausenden von Jahren so. Durch Zunahme der Hygiene und verbesserte Lebensbedingungen ist zwar der massive Befall von Würmern, die in Stuhl und Blut mit den üblichen diagnostischen Methoden festzustellen sind, stark zurückgegangen. Aber der Trugschluss, dem die Schulmedizin auch heute noch aufsitzt ist: es ist ihr völlig entgangen, dass ein latenter Befall vor allem an Larven und Parasiten in Entwicklungsstadien im menschlichen Körper nach wie vor stark vorhanden ist. Mikroorganismen, die sich erst am Anfang ihrer Entwicklungsstadien befinden und noch nicht ausgereift sind, können von der üblichen klinischen Labor-Diagnostik nicht erfasst werden.

Die Störung des natürlichen Gleichgewichtes zwischen Parasit und Wirt ist das eigentliche Problem

Parasiten (hier zählen wir Pilze ausnahmsweise dazu) wollen mit ihrem Wirt in einer Symbiose leben, die ihnen selbst und dem Wirt ein gutes Überleben sichert. Das bedeutet aber auch: sie wollen ihren Wirt nicht zu sehr schädigen. Der eigene Stoffwechsel der Parasiten ist das eigentliche Problem für den Wirt, denn diese parasitären Stoffwechselendprodukte können unter Umständen sehr störend wirken. Alles wäre soweit normal bei der Symbiose zwischen Parasiten und Wirt, aber nur so lange, bis Umweltgifte überhand nehmen. Dies schafft zwei Probleme:

1. Parasiten selbst sind praktisch externe Umweltspeicher, wie Nachforschungen ergeben haben. Nicht nur unsere Testungen

belegen dies, es gibt dafür auch in der Wissenschaft Studien17. Irgendwann sind diese Parasiten als Umweltspeicher »voll«, das heißt, sie können keine Giftstoffe mehr aufnehmen.

2. In Organen, in denen diese Umweltgifte abgelagert sind, ist das Immunsystem angegriffen. Wenn dann schon das Blut, beziehungsweise die weißen Blutkörperchen, zum Beispiel durch Benzol belastet sind, ist das gesamte Immunsystem bereits so geschwächt, dass sich Parasiten unkontrolliert vermehren können. Das Gleichgewicht zwischen Parasit und Wirt beginnt zu entgleisen, bis es ganz verloren geht.

Haben sich die Parasiten also vermehrt und sind sie als Umweltspeicher voll, werden die Parasiten selbst krank. Die kranken Parasiten produzieren dann eigene Krankheitsstoffe, die dem Wirt zu schaffen machen. Bakterien und Viren beginnen sich über die normalen Verhältnisse hinaus massiv zu vermehren. Das ganze System beginnt krank zu werden.

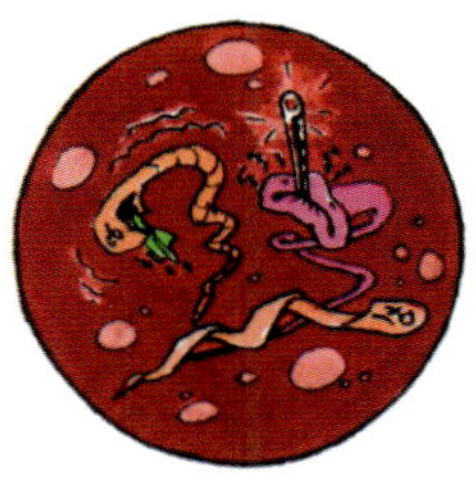

Wenn das so ist, sollten wir unsere Parasiten dann nicht besser behalten? Natürlich nicht! Parasiten sind sozusagen Zeitbomben! Es muss nur eine Phase in unserem Alltag kommen, in der das Immunsystem durch die Zunahme von Umweltgiften und Schlacken so geschwächt wird, dass es zusammenbricht. Bei jedem Menschen, vor allem in zunehmendem Alter, kommen solche Phasen von Stress oder vermehrten Krankheitsfaktoren vor: grippale Infekte, Zahnherde, Belastungen durch Reisen, plötzliche Zunahme der Umweltgifte, schlechtes oder verdorbenes Essen, Rauchvergiftungen durch Nikotin und vieles andere. Das bedeutet, dass diese vorhandenen Zeitbomben dann sozusagen »explodieren«. Dies ist auch der Grund für chronischen Vitalitätsmangel, den viele Menschen haben und der ihre Lebensqualität massiv negativ beeinflusst.

---

17 Studie: »Relative concentration of heavy metals in the parasites Ascaris Suum and Fasciola Hepatica«, Sven B. Jurges, H. Taraschevoski, 1998

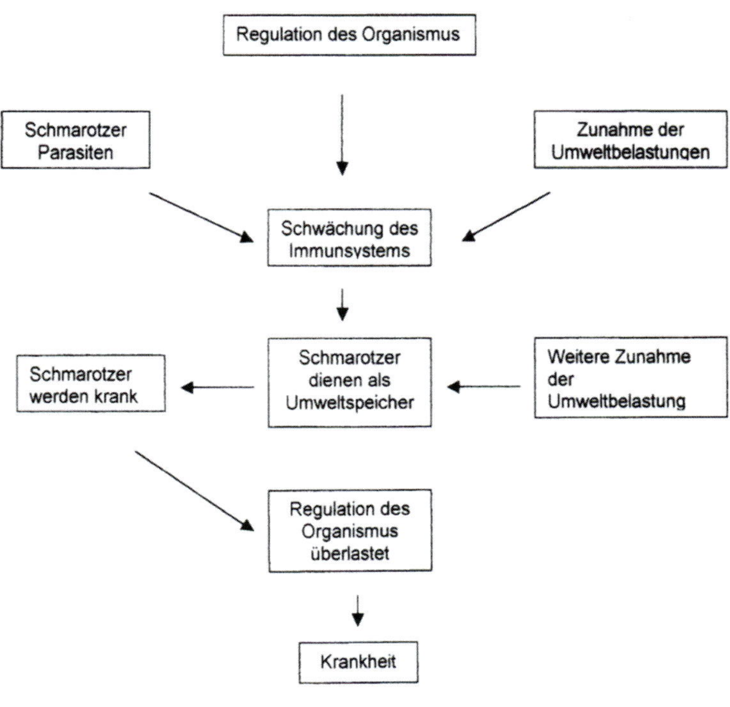
Regulation des Organismus
Schmarotzer Parasiten
Zunahme der Umweltbelastungen
Schwächung des Immunsystems
Schmarotzer werden krank
Schmarotzer dienen als Umweltspeicher
Weitere Zunahme der Umweltbelastung
Regulation des Organismus überlastet
Krankheit

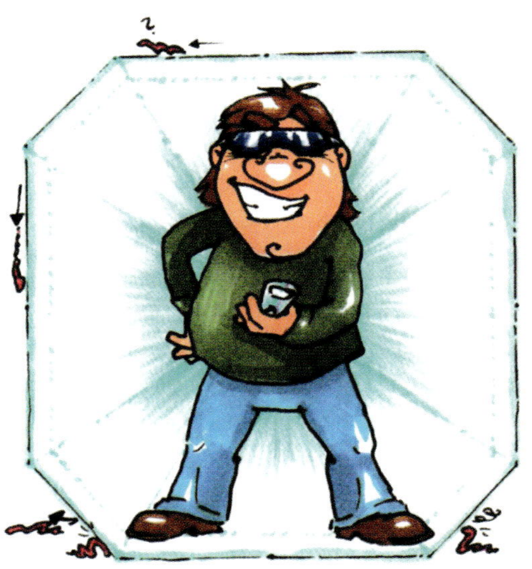

Lösung in vier Schritten:
Ist die Problemlösung verstanden, wird sie nachvollziehbar

Im Grunde ist die Lösung dann sehr einfach und überschaubar:

1. Alle Ausscheidungswege müssen aktiviert werden, damit sichergestellt werden kann, dass übermäßige Schlacken und Umweltgifte, die unser Körper versucht auszuscheiden, ihren Weg nach außen auch finden.
2. Umweltgifte sind durch spezielle Mittel auszuleiten. Dazu gehört eine gewisse Substitution von Vitaminen und Mineralien. Um den erhöhten Bedarf des Körpers während der Gift-Ausleitungsphase zu decken, sollten diese Mittel eine Zeit lang zu sich genommen werden.
3. Der Körper muss von seinen Parasiten befreit werden.
4. In manchen Fällen sind eine Entsäuerung und eine vernünftige Diät unumgänglich.

Die Ausscheidungswege, die aktiviert werden müssen, sind hauptsächlich Darm, Haut, Leber, Niere und Lymphe; die Lunge ist teilweise mit zu berücksichtigen. Eine komplette Therapie-Anweisung zur Befreiung von Umweltgiften würde den Rahmen dieses Buches und der eigenen Selbsthilfe bei weitem sprengen.

Die relevanten Umweltgifte, die im Laufe der Jahre durch die durchgeführten Testungen herausgefunden wurden, sind im Allgemeinen auf nur fünf an der Zahl begrenzt. Die Regulationssysteme des Körpers, die unsere Gesundheit im Gleichgewicht halten, können hauptsächlich durch diese fünf Faktoren blockiert werden. Diese fünf Faktoren erzeugen den chronisch vergifteten Zustand. Dazu gehören vor allem:

- Alkohol in verschiedenen Formen,
- Formaldehyd,
- PCB (PentaChlorBiphenyl),
- Schwermetalle,
- Übersäuerung des Körpers durch übermäßige Kohlehydrate und eiweißreiche Nahrung einerseits und Stress andererseits.

Weiter muss der Körper von seinen Parasiten befreit werden. Hierbei kommt die »Erfindung«, die das Thema dieses Buches ist, zum Tragen. Parasiten sind mit einem einfachen Gerät, dem »Diamond Shield Zapper« einzudämmen. Parasiten werden geschwächt, damit entsteht wieder ein regenerationsfähiger Abwehrmechanismus. Das Immunsystem kann wieder angreifen und seiner eigentlichen Aufgabe nachkommen.

Es ergibt sich eine einfache und logische therapeutische Reihenfolge, wenn erfolgreich mit dem Zapper gearbeitet werden soll:

1. Ausscheidungswege aktivieren
2. Regulations-Blockaden beseitigen
3. Parasiten schwächen und vernichten

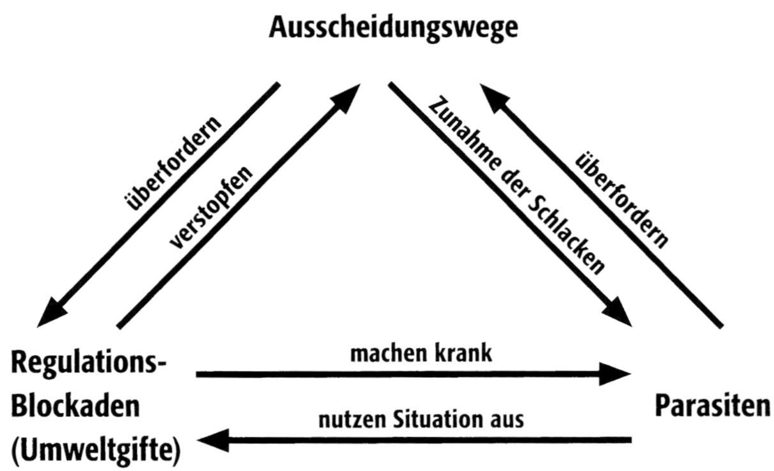

Erklärungsmodell

Es gibt verschiedene Erklärungsmodelle für den Erfolg des Diamond Shield Zappers IE. Am plausibelsten erscheint, dass der positiv geladene Strom die elektrische Ladung an der Membran der Bakterien und Viren verändert und somit ihre elektromagnetische Haftung im

Körper so schwächt und verändert, dass das Immunsystem sie wieder angreifen kann. Dieses Phänomen ist Gegenstand einer Forschung, die im Universitätsfach Biophysik derzeit intensiv betrieben wird.

Spezifische Therapiewirkung

Mikroorganismen werden demaskiert

Eine weitere Möglichkeit – die dem behandelnden Therapeuten vorbehalten bleibt – ist, die herausgefundenen Frequenzen der Organismen als gezielte individuelle Therapie zu nutzen. So können spezielle Frequenzen direkt gegen einen einzelnen Mikroorganismus angewendet werden. Diese Behandlungsform gehört in die Hand eines professionellen, kompetenten Therapeuten, der die Nutzung der Rechteck-Frequenzen mit Hilfe eines medizinischen Frequenzgenerators in der Praxis nach genauen Testungen durchführt. Alle Organismen, die ihrer eigenen Frequenz ausgesetzt werden, vertragen diese sehr schlecht. Ähnlich dem Resonanz-Phänomen, das wir beim Zerspringen eines Glases beeindruckend sehen können, wenn ein Opernsänger den entsprechenden Ton trifft, gehen auch Mikroorganismen in Resonanz mit ihrer eigenen Biofrequenz.

1. Ich persönlich glaube nicht, dass die Organismen sofort daran sterben. Sicherlich aber verändern sich gewisse Stoffwechselprozesse in ihnen. Ihre Tarn- und Abwehrmöglichkeiten sowie ihre Enzymaktivitäten werden ab diesem Moment geschwächt.
2. Weiter bin ich der Überzeugung, dass die Mikroorganismen durch diese Eigenfrequenz in Schwingung geraten, und somit auch noch zusätzlich auf sich aufmerksam machen. Dies führt dann dazu, dass das Immunsystem sie erkennt und angreifen kann.
3. Ich bin der Ansicht, dass die Biofrequenzen Veränderungen an den Zellenmembranen bewirken. Dieses Phänomen ist auch unter dem Namen Elektrophorese in der Biophysik bekannt. Wahrscheinlich ist, dass viele der intrazellulären Viren und Bakterien – also Mikroorganismen, die innerhalb der Zelle leben – durch diese Schwingungen plötzlich aus den Zellen heraustreten, und dann durch das Immunsystem als schädlich erkannt und angreifbar werden.

Achtung:
Der Diamond Shield Zapper IE ist kein Ersatz für eine sorgfältige Behandlung und einen therapeutischen Plan bei schweren Erkrankungen und lebensbedrohlichen Zuständen!

Die Erfahrung zeigt, dass bei der überwiegenden Mehrheit der schwereren Erkrankungsfälle zusätzlich eine Parasitenkur, eine Mykosetherapie (bei Pilzinfektion) oder andere Maßnahmen ergriffen werden müssen. Parasiten und Krankheitserreger müssen zwingend so weit minimiert werden, bis sie nicht wieder zurückkehren. Eine regelmäßige Anwendung des Diamond Shield Zappers IE wird allerdings eine Beschwerdefreiheit von vielen Symptomen bescheren, auch dann, wenn andere Methoden bislang nicht geholfen haben.

Bau eines Zappers

Um der Tradition von Frau Dr. Clark treu zu bleiben, sei hier darauf aufmerksam gemacht, dass jeder Hobbybastler seinen Zapper auch selbst bauen könnte. Dr. Clark meint, dass jedem Patienten alle notwendigen Mittel für die eigene Behandlung möglichst kostengünstig in die Hände gegeben werden sollten.

Viele alternative Therapien sind preisgünstiger als schulmedizinische Verfahren. Für viele Patienten bleiben sie aber trotzdem unbezahlbar, weil die Krankenkassen die Kosten nicht übernehmen wollen. Die für den Eigenbau eines Zappers notwendigen Teile dürften in der Anschaffung kaum die 40-Euro-Grenze überschreiten. Allerdings sind beim Zusammenbau ein gewisses technisches Geschick und Kenntnisse notwendig. Die Anschaffung eines von Fachleuten gefertigten Zappers hält sich finanziell durchaus in Grenzen. In der Regel sind zertifizierte Zapper der neuen Generation, wie etwa der Diamond Shield Zapper IE, preisgünstig inklusive des notwendigen Zubehörs erhältlich.

Der einfachste Zapper ist grundsätzlich ein batteriebetriebenes Gerät, mit einer Spannungsintensität von **1 bis 15 Volt** im Ausgang und mit einem Frequenzbereich um die 30 KHz. Die einzige

Voraussetzung für das zuverlässige Funktionieren des Zappers ist die notwendige höchste Genauigkeit: die Elektronik muss zwingend einen Rechteck-Strom mit positivem Offset erzeugen. Dieses Offset muss 100 Prozent im positiven Bereich sein und **darf unter keinen Umständen unter der Null-Linie liegen.** Die Bau-Schemata sind in den Clark-Büchern beschrieben.

Die Frage nach den »guten« Bakterien

Von Patienten wird diese Frage am häufigsten gestellt. Sie lautet: »Wenn dieser einfache Rechteckstrom alle Mikroorganismen dämpft, kann es dann nicht sein, dass die sogenannten »guten« Bakterien des Darmes auch in Mitleidenschaft gezogen werden?«

Antwort: Die Wirkung des Rechtecksstroms trifft selbstverständlich auch diese »guten« Bakterien. Wird der Zapper mit der Rechteck-Frequenz wie ein Schrotschuss verwendet, so werden natürlich alle Mikroorganismen für eine Zeit lang gedämpft. Hier allerdings greift ein wichtiger Mechanismus ein: das Immunsystem, das jetzt wieder aktiv ist. Bis jetzt war das Immunsystem dadurch gelähmt, dass das Gleichgewicht in Richtung einer Krankheit umgekippt war und die »schlechten« Mikroorganismen überhand genommen hatten. Werden alle Bakterien, auch die im Darm, durch längere Anwendung des Zappers »gedämpft«, dann kann das Immunsystem wieder aktiv werden und fängt an, die »schlechten« Bakterien anzugreifen. Das Immunsystem kann im Gegensatz zum elektrischen Strom und den Biofrequenzen die »guten« von den »schlechten« Bakterien unterscheiden und greift die »guten« natürlich nicht an.

Der Organismus und das Immunsystem versuchen immer wieder ins Gleichgewicht zu kommen

Das natürliche Gleichgewicht und das harmonische Ineinandergreifen von Immunsystem und Organismus ist eine der wichtigsten Voraussetzungen für das gesunde Funktionieren des Körpers. Der

Organismus versucht dieses Gleichgewicht permanent herzustellen – somit besteht auch keine Gefahr. Durch die Anwendung des Zappers wird lediglich für einen Zeitraum von ein bis zwei Stunden erreicht, dass die Mikroorganismen gedämpft sind.

Sollte ein bioenergetisch testender Therapeut, der mit einem Frequenzgenerator spezifische Frequenzen für Organismen definiert, die Behandlung leiten, besteht hier überhaupt keine Gefahr. Durch die individuelle Bestimmung der Frequenzen werden nur die anvisierten Bakterien erreicht.

Natürlich bewährt es sich, zusätzlich ein Darmaufbaumittel, wie MannaFlor einzunehmen. Dies gilt vor allem dann, wenn Antibiotika eingesetzt wurden oder eine nachgewiesene Pilzbelastung vorhanden ist. Wissenschaftliche Studien belegen diese Erfahrungen. Es wurden Schläuche und andere Materialien von Dialysegeräten, die in Krankenhäusern verwendet werden, untersucht. Häufig werden in diesen Geräten und Schläuchen Hospitalismus-Erreger (z. B. Pseudomonas) gefunden, meist sind diese sehr resistent gegen Antibiotika. Den Materialien wurden Antibiotika appliziert.

Es stellte sich heraus, dass diese Antibiotika auf die jeweiligen Erreger keinerlei Wirkung mehr besaßen. Anschließend wurde die gleiche Versuchsanordnung mit elektrischem Strom von wenigen Volt auf die Kulturen appliziert. Es zeigte sich wiederum keinerlei Wirkung im Sinne einer Reduzierung der Bakterien. Bisher stimmt dies mit unserer Annahme überein: die dämpfende Wirkung hält nur eine kurze Zeit lang an. Als dann allerdings der Strom und das Antibiotikum zusammen appliziert wurden, war ein Riesenerfolg zu verzeichnen.

Was bedeutet das? Es bedeutet, dass elektrischer Strom tatsächlich etwas bei den Mikroorganismen bewirkt hat und dass das Antibiotikum dadurch erst wirksam werden konnte. Diese aus völlig anderen Gründen durchgeführte Untersuchung ist eine Bestätigung für die Annahme, dass Biofrequenzen eine dämpfende Wirkung haben und dass anschließend das Immunsystem (statt der Antibiotika) aktiv werden kann.[18]

---

18 Quellenverweise zum gesamten Kapitel entnehmen Sie bitte dem Kapitel 18.

9| Regulationsblockaden durchbrechen
Effektivität des Diamond Shield Zappers optimieren

Tausende von Testungen in den letzten Jahren haben ergeben, dass immer wieder eine bestimmte Anzahl von Blockaden und Hindernissen alle naturheilkundlichen Bemühungen, den Körper zurück in die Regulation zu führen, verhindern und auch die Effektivität des Diamond Shield Zappers beeinträchtigen.

Leiden Sie an Schwindelgefühlen, Blutdruckschwankungen und Müdigkeit, Hautauschlägen ohne erkennbare Ursachen, Kopfschmerzen, Kopfdruck oder an anderen mysteriösen Kopfsymptomen, mit denen kein Therapeut etwas anzufangen weiß? Missempfindungen am Körper, Unruhe (restless legs), leichte Depressionen werden regelmäßig von Bekannten und Ärzten als »Psycho«, beziehungsweise mit der Diagnose »psychosomatisch« belegt. Die Wahrscheinlichkeit ist aber sehr hoch, dass Sie an einer chronischen Vergiftung durch eine Regulationsblockade leiden. Nachfolgende Erkenntnisse sind in der Toxikologie schon längst bekannt und decken sich mit unseren eigenen Beobachtungen.

Vergiftung allgemein

- Allergiker reagieren auch schon auf Giftmengen in so geringen Konzentrationen, dass sie mit heutigen Mitteln nicht nachweisbar sind.
- Kinder und alte Menschen reagieren um ein Vielfaches stärker auf Gifte.
- Frauen reagieren stärker auf Gifte als Männer.
- Magere Personen reagieren stärker auf Nervengifte als dickere Personen.

- Psychisch labile Menschen werden durch Gifte psychisch krank.
- Durch Alltagsgifte chronisch Geschädigte reagieren seismografisch.

Beobachtungen aus der Praxis

- Der chronisch Vergiftete gilt so lange als psychisch krank, bis Symptome auftreten, die der Arzt kennt.
- Das meiste Geld wird bei chronisch Vergifteten mit Psychotherapie nutzlos verschwendet.
- Vergiftete hören viel lieber Beschwichtigungen als die Wahrheit über die Ursachen ihres Zustandes.
- Erfahrungsgemäß warten Vergiftete erst auf schwere Krankheitssymptome, ehe sie handeln. Dabei nehmen sie ernste, manchmal auch unumkehrbare Organschäden in Kauf.
- Hirngifte blockieren die Einsichtsfähigkeit, die Entscheidungsbereitschaft und den Blick für das Wesentliche.

Genau die gleichen Umweltfaktoren, die den allgemeinen Gesundheitszustand der Bevölkerung beeinträchtigen, stellten sich auch als Haupt-Regulationsblockaden in der naturheilkundlichen Therapie heraus. Diese Faktoren führen dazu, dass sich chronische Erkrankungen festsetzen.

Wir nennen diese Faktoren »Regulationsblockaden«, denn sie blockieren die natürliche Selbstregulation des Körpers. Die natürliche Regulation tendiert immer dazu, den Heilungsprozess in Gang zu setzen und den Körper wieder in die Gesundung zu führen. Bleibende Symptome sind immer ein Zeichen dafür, dass die innere Natur des Körpers dies nicht mehr gut vermag. Die Symptome sollen uns auf diesen negativen Umstand aufmerksam machen.

Die Art der Symptome, also des Krankheitsbildes wie zum Beispiel Schmerz, Asthma, Diabetes und anderes, hängt weitgehend davon ab, welche Parasiten, Erreger und Pilze sich im Körper befinden. Dass jedoch der Körper, beziehungsweise das Immunsystem, dies nicht in Angriff nehmen kann, liegt an den Regulationsblockaden, die aus äußeren Belastungen (Elektrosmog, Wasseradern, Radioaktivität etc.) und innerlich aufgenommenen Umweltgiften (PCB, Formaldehyd, Alkohol etc.) stammen.

Nach unseren Testungen sind bei jeder chronischen Erkrankung eine oder mehrere dieser Faktoren vorhanden. Wären sie nicht vorhanden, würde das Immunsystem verständlicherweise den Kampf früher aufnehmen können. Diese Regulationsblockaden sind wahrscheinlich einer der Hauptgründe, warum therapeutische Maßnahmen bei vielen betroffenen Menschen bis heute mit wenig Erfolg gekrönt sind. Werden diese Erkenntnisse jedoch beachtet und Maßnahmen zur Ausleitung begonnen, kann jede Blockade – eine nach der anderen – in Ordnung gebracht werden. Damit erreichen Sie ein neues Werden und Erhalten des eignen Gesundheitszustandes.

Erkenntnisse der letzten Jahre stellen dar, dass diese Regulationsblockaden der Preis dafür sind, den wir mit unserer Gesundheit gegenüber den Errungenschaften der modernen Zivilisation in konzentrierter Form bezahlen! In anderen Worten: wollen wir ein Gegengewicht gegen diese »Errungenschaften der modernen Zivilisation« und ihren Belastungen setzen, ist es unsere Aufgabe, diese Regulationsblockaden aus unserem Körper auszuleiten und ein Leben lang darauf zu achten, dass wir uns nicht wieder zu sehr damit belasten.

Wiederkehrende Symptome zeigen auf: Der Körper ist nur eingeschränkt regulationsfähig

Im Endeffekt ist dies ein geringer Preis, wenn man bedenkt, dass dadurch wieder eine normale Regulation und somit ein guter Gesundheitszustand erlangt wird. Also keine drei grippalen Infekte in jedem Winter mit sehr langen Erholungsphasen, sondern eine Grippe, aus der man gestärkt wieder heraus kommt. Oder im besten Fall keine Grippe, keine chronische Müdigkeit oder fliegende Schmerzen, ständiger Ruhebedarf, periodische Wetterfühligkeit, zunehmende Allergien, Stuhlunregelmäßigkeiten, Blähungen, hormonelle Schwankungen, unerklärliche Ausschläge. Viele Symptome, die in charakteristischer Weise immer wiederkehren, zeigen auf, dass der Körper es zwar versucht, es aber nicht schafft, seine Regulationsfähigkeit aufrecht zu erhalten. Dadurch bricht der Gesundheitszustand immer wieder zusammen.

Umweltgifte sind immer an Blockaden beteiligt

Die chemischen Formeln dieser Substanzen sind bei näherer Betrachtung in verschiedenen Variationen (Derivate) bei einer enormen Anzahl von Umweltgiften beteiligt. Dies trifft auf PCB (Chlorverbindung), sowie auf die Alkohol-Formel (alle Alkoholderivate) zu. Auch Formaldehyd repräsentiert Aldehyde, die in sehr vielen chemischen Komponenten beteiligt sind; dies trifft selbstverständlich auch auf Schwermetalle zu.

Von daher ist es nicht verwunderlich, dass diese Substanzen eine Hauptrolle bei der allgemeinen Regulationsblockade spielen, da wir sozusagen täglich mit ihnen in Berührung kommen – ob wir es nun wollen oder nicht. Natürlich kann es sein, dass jemand unabhängig von diesen Regulationsblockaden noch an Vergiftungen durch andere Umweltgifte leidet. In diesem Fall ist die Testung durch einen bioenergetisch arbeitenden Therapeuten unumgänglich.

Grundsätzlich ist es angezeigt, diese Blockaden baldmöglichst mit den entsprechenden Mitteln zu durchbrechen, die Ausscheidungswege zu aktivieren, Parasiten durch die Parasitenkur zu dezimieren und den Zapper anzuwenden. In den meisten Fällen kann der Körper dann den Rest übernehmen. Solche Vorsorge verkürzt wesentlich die Therapiezeit und senkt natürlich auch die Kosten.

Wir haben diese Erkenntnisse einer großen Anzahl bioenergetisch testender Therapeuten zu verdanken, wovon auch einige aus meiner Praxis stammen. An dieser Stelle sei ein besonderer Dank all diesen Therapeuten gesagt!

Die Anzahl der Regulationsblockaden ist sehr überschaubar – das ist die eigentliche positive Seite bei dieser Angelegenheit. Es handelt sich nämlich nur um fünf solcher Blockaden, die nach unseren heutigen Erkenntnissen primär sind. Natürlich kann nicht ausgeschlossen werden, dass sich im Laufe der Zeit noch andere Blockaden herauskristallisieren können.

Die fünf Regulationsblockaden: PCP, Alkohole, Formaldehyd, Schwermetalle und Übersäuerung

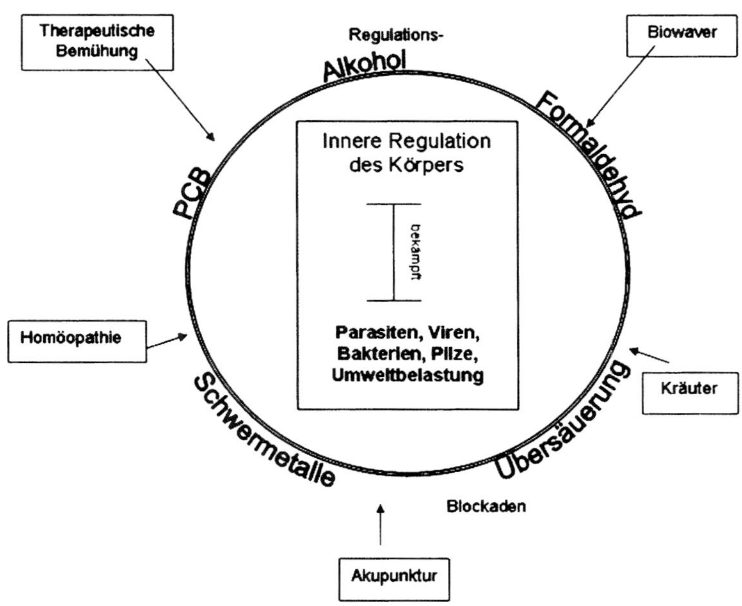

Wer für sich selbst und seine gesundheitliche Entwicklung etwas Grundsätzliches tun möchte, sollte sich diese Belastungen vornehmen, eine nach der anderen, und diese ohne Eile sorgfältig therapieren. Ihre Gesundheit wird es Ihnen danken. Falls die Möglichkeit besteht, sich kinesiologisch testen zu lassen, sollte dies gemacht werden. Dadurch kann sofort herausgefunden werden, welche der Blockaden am wichtigsten ist. Bei der primär wichtigsten Blockade sollte dann direkt begonnen werden.

Unterstützungstropfen

Als uns klar wurde, dass diese fünf Regulationsblockaden für den Therapieerfolg so eine immense Rolle spielen, war auch klar, warum manche Patienten mit unserem Zapper-Programm keine Besserung erlangten. Daraus entstand die Idee, im Rahmen der Selbsthilfe entsprechende Tropfen zu entwickeln, um es dem Patienten zu ermöglichen, diese Blockaden kostengünstig selbst zu durchbrechen.

Als bioenergetisch testende Therapeuten wissen wir, dass es mit solchen schwer abzubindenden und zu entgiftenden Substanzen zwei unterschiedliche Probleme gibt:

Das erste wäre, dass diese Substanzen eine elektromagnetische Bindung im Körper besitzen.

Das zweite ist, dass der Körper eine große Menge an biologisch verfügbarer Substanz benötigt, die bei der Entgiftung mithelfen kann

Auf diese Erkenntnis hin wurden für jede dieser Substanzen Tropfen entwickelt, die folgende Eigenschaften in sich vereinen:

So wie es in der Bioresonanztherapie bekannt und gängig ist, wurden auf die Tropfen die umgekehrte Schwingung dieser Gifte aufgeschwungen, um die elektromagnetische Haftung zu lösen (weitere Erklärung siehe Buch »Parasiten, die verborgene Ursache vieler Erkrankungen«).

Wir fanden heraus, welche homöopathischen Potenzen zur Unterstützung der Entgiftung relevant sind und auch diese wurden auf die Tropfen aufgeschwungen.

1. Alle uns bekannten Mittel, Vitamine oder Aminosäuren, die für die jeweilige Entgiftung dieser Blockade wichtig sind, wurden auf diese Tropfen ebenfalls aufgeschwungen. Damit können im Körper durch das Resonanzphänomen diese Substanzen mobilisiert werden (dies ist in Bioresonanzkreisen eine gängige Praxis).
2. Die gesamte Information wird auf MineralVit Gold, eine hochwertige Substanz mit hohem Anteil an organischen Mineralien, die gleichzeitig eine entsäuernde und entgiftende Wirkung auf den Körper besitzt, aufgeschwungen (weitere Informationen im Kapitel über MineralVit Gold, Seite 133).

3. Durch diese Kombination kann mit den Tropfen ein breites Spektrum an Wirkung erzielt werden. In all den Fällen, in denen die jeweilige Belastung nur leicht oder mittelschwer ist, werden die Tropfen ausreichen.

Bei der Beschreibung der einzelnen Blockade sind im Abschnitt über die zusätzlichen Maßnahmen (siehe Seite 126) die Mittel genannt, die bei schweren Belastungen günstig sind, um die Entgiftung weiter zu fördern und den Körper zu entlasten.

Ein weiterer Vorteil dieser Tropfen ist, dass sie auch als Testampullen erhältlich sind. Für jedermann – sofern die Grundlagen der bioenergetischen Testungen beherrscht werden – ist es mit fünf schnellen Tests möglich, die Hauptbelastungen leicht herauszufinden. Wenn dies für Sie nicht möglich ist, können nach und nach entsprechend dem Grundunterstützungsschema (siehe Seite 135), diese fünf Entgiftungsmittel eingenommen werden. MineralVit Gold hat einen günstigen Einfluss auf den gesamten Stoffwechsel sowie eine tief entsäuernde Wirkung.

Die Blockaden

1. PCB: Poly-Chlorierte Biphenyle – Immunkiller Nr. 1

Ich werde nie den Fall eines jungen Mädchens vergessen, bei der ich 45 Minuten lang verzweifelt versuchte, irgendetwas zu testen, was mir trotz aller »Tricks« jedoch nicht gelang. Schließlich testete eine einzige Belastung bei ihr, nämlich PCB (vor einigen Jahren wurden in Bayern einige Kindergärten wegen zu hoher PCB-Belastung geschlossen). Nachdem die PCB-Belastung bei diesem Mädchen therapiert worden war, war sie anschließend normal testbar! PCB wurde früher als Isolationsmittel verwendet, da es ein sehr effektives Flammschutzmittel ist. Es ist eine Substanz, die für die Industrie wertvolle Eigenschaften besitzt. Sie hat eine hohe thermische und chemische Stabilität, sowie hohen elektrischen Widerstand und ist unbrennbar. Dies erklärt, warum es in Kühl-, Isolier-, und Hydraulikflüssigkeiten, Transformatoren, Kondensatoren, im Bergbau, in Kleinkondensatoren und Transformatoren in Haushaltselektrogeräten aller Art enthalten ist und weiterhin benutzt wird. Es ist überall in der Natur und in der Nahrungskette verbreitet. Selbst in der Muttermilch ist es weltweit nachgewiesen. Der Abbau dieser Substanz geht sehr langsam vor sich. In den Büchern der Toxikologie heißt es: »Der Mensch ist gegenüber PCB als ubiquitärer Altlast chemisch exponiert«. Seit 1987 ist PCB in Deutschland verboten.

Weiteres Vorkommen:
in Wohngiften, bei Fenster- und Türenkitt, in Leuchtstoffröhren, Anstrichen, Seifen-, Wasch- und Reinigungsmitteln, Plastikartikeln, auch in ölhaltigen Nahrungsmitteln, Fisch, Fett (Rind und Schwein), Wurst (hoher Fettanteil), pflanzlichen Ölen, Margarine.

Potentielle Wirkung:
Leber- und Nierenschäden; karzinogen, embryotoxisch, reproduktionstoxisch (Tierversuch), potentiell neurotoxisch.

Symptome (bei hoher Konzentration):
Kopfschmerz, Augenreiz, Übelkeit, Gelenkschmerz, Narkoseeffekte, Lidschwellungen, Hautveränderungen (Chlorakne).

Bei PCB-Belastung nehmen Sie täglich
2 x 10 Unterstützungstropfen P

Zusätzliche Maßnahmen:
Einläufe mit Kaffee-Kohle Aloe Vera,
2 x täglich Myrrhinil intest,
3 x täglich Bitterstern,
2 x 3 Tropfen täglich
Burbur detox, 3 x 5 Tropfen täglich

2. Alkohol

Eines Tages kam ein 45 jähriger Patient, der sich in einem ziemlich desolaten Zustand befand, in die Praxis. Wir fingen bei ihm ganz klassisch an, alle Parasiten, Pilze und Elemente zu testen und zu therapieren. Obwohl sich sein Zustand langsam besserte, gab es bei einigen seiner Hauptsymptome fast keinerlei Besserung. Dies bestand darin, dass er sich fast nicht mehr im Stande sah, seinen Beruf auszuüben. Er war Manager einer kleinen Firma und hatte deswegen natürlich einen sehr stressigen Arbeitstag. Die bestehenden Hauptbeschwerden waren schwer zu definieren: eine abnehmende Belastbarkeit und eine zunehmende Mattigkeit. Es tauchten ganz allmählich flüchtige Kopfschmerzen auf, obwohl er in seinem Leben zuvor noch nie an Kopfschmerzen litt. Er hatte den Eindruck, dass sich sein Sehvermögen immer mehr verschlechterte, obwohl es beim Augenarzt nachweislich keine Verschlechterung gab.

Weiterhin kam eine gewisse Magenübelkeit hinzu, die bei übermäßigem Kaffeekonsum auftauchte und vor allem ein unerklärlicher Schwindel, sobald er sich im Stress befand und den Kopf des öfteren drehen musste. Natürlich haben wir an alle möglichen anderen Ursachen gedacht, wie zum Beispiel die Funktion der Halswirbelsäule oder Pilztoxine, die bekanntlich solche Symptome hervorrufen können.

Wie bereits erwähnt, kamen wir trotz sorgfältiger Therapie, die weit über acht Monate andauerte, nicht zum entscheidenden Durchbruch. Dies war zu der Zeit, in der uns die Regulationsblockaden und das Ausmaß ihrer Wirkung noch nicht bekannt waren, weswegen wir sie anfangs nicht systematisch bei jedem Patienten testeten.

Als wir dann eines Tages alle Umweltgifte nochmals testeten, stellten wir eine Isopropyl- und Methylalkoholbelastung fest. Er befand sich sowieso mitten in einer Pilztherapie und eine entsprechende Aflatoxinbelastung wurde dann offensichtlich. Nachdem wir ihn darauf therapierten und ihn baten, in seiner Umgebung, besonders in der Küche, Kontakt mit Pflegemitteln mit jeglichem Alkoholderivat zu vermeiden (er hatte auch die Angewohnheit, sich mit alkoholischen Tinkturen einzureiben), kam der Patient eine Woche später wie verwandelt in die Praxis.

Der Durchbruch war unglaublich. Er konnte seine Freude über die wieder gewonnene Gesundheit kaum bremsen. Er freute sich so sehr, dass es endlich gelungen war, diesen lästigen Schwindel in den Griff zu bekommen und dass er seiner Tätigkeit, seinem Alter entsprechend, wieder nachgehen konnte.

Dies war eines der Schlüsselerlebnisse, die uns zeigten, wie wichtig Regulationsblockaden sein können. Nachdem wir sie systematisch beachtet haben, haben wir solche Schlüsselereignisse immer häufiger erlebt.

2a. Isopropylalkohol

Im gesunden Menschen wird Isopropylalkohol ohne große Probleme von der Leber abgebaut. Wenn sich in der Leber aber Aflatoxin B (ein Pilzgift) ansammelt, verliert die Leber die Fähigkeit, Isopropanol und andere organische Lösungsmittel abzubauen.

Vorkommen:
Isopropanol ist der häufigste Desinfektionsalkohol (billiger als Ethanol) und daher in fast allen Körperpflegemitteln (Shampoo, Haarspray, Mundwasser, Schaumprodukte, Körperlotion, Rasierbedarf, Einreibe-Alkohol, Kosmetika) und Getreideflocken (Cornflakes, Crisps, usw.) enthalten. Auf der Verpackung ist er meist nicht angegeben, da er vermutlich zur Reinigung von Behältern und Produktionsgeräten verwendet wird.

Es ist ratsam, auf folgende Produkte zu achten: Shampoo, auch aus dem Reformhaus oder Naturkostladen, Haarspray, Haargel, alle Kosmetika, Mundwasser, alle Rasierprodukte einschließlich Aftershave; ebenso alkoholische Lösungen zum Einreiben, Vitamine, Mineralsstoffe und Ergänzungsmittel, sofern diese nicht getestet sind.

2b. Methylalkohol, Holzgeist

Methylalkohol hat eine hohe Affinität zu den Augen (der Grund, warum Schwarzgebranntes so gefährlich sein kann). Ich bin immer wieder erstaunt, dass es in den meisten Fällen von plötzlich zunehmender Sehschwäche, Trübung der Augen, ja sogar bei dem grünen und grauen Star als direkte Belastung an den Augen getestet werden kann.

Methylalkohol ist hoch giftig, in Geschmack und Geruch dem Äthylalkohol ähnlich. Er wird als Reinigungs- und Lösungsmittel (zum Beispiel in Farben) benutzt. Bei oraler Aufnahme (Brennspiritus, Fusel) bewirkt er Schwindel, Kopfschmerz, Erbrechen und Sehstörung bis zum Erblinden – tödliche Dosis 30 bis 50 ml.

Vorkommen:
Herstellungsbedingt (Säubern von Maschinen, Behältern und Packungen) in Körperpflegemitteln, Kosmetika, Lotionen, Mundwasser, Zahnpasta, Colagetränken, künstlichen Süßstoffen, Diätgetränken, Flaschenwasser, kohlensäurehaltigen Getränken, Kräuterteemischungen, Tierfutter, fertiger Kindernahrung und vorverarbeiteten Nahrungsmitteln allgemein.

Bei Alkohol-Belastungen nehmen Sie täglich 2 x 10 Unterstützungstropfen A

Zusätzliche Maßnahmen:
Nicotinamide (Vitamin B3), 1 x 1 Kapsel (300 mg) täglich
Arginin, 1 x 1 Kapsel 500 mg täglich

3. Formaldehyd

ist ein Wohngift; ein farbloses, stechend riechendes Gas. Formaldehyd wird schon seit Jahrzehnten von Elektroakupunkteuren in ihre Testung miteinbezogen. Formaldehyd oder Aldehyde spielen in unserem Alltag eine ganz wesentliche Rolle und der Körper wird ständig mit ihnen konfrontiert.

Vorkommen:
in Kfz-Abgasen, Zigarettenrauch, Schaumstoff (Matratzen, Möbel, Teppichboden – wenn unter 3 Jahre alt), Spanplatten, Farben, Klebstoffen, Tapeten, Fußbodenlaminat, Wandvertäfelungen, Textil- und Papierveredelungen, Isolierschaum, Desinfektions- und Konservierungsmitteln. Ausgangsstoff für Kunstharze und Leim. Es gast über Jahre aus Pressspanplatten (Leim) aus; Aufnahme über Haut, Verdauungstrakt und Atemwege. Kann zu Schleimhautreizungen, allergischen Reaktionen, Augenreizungen, Depressionen führen, karzinogenverdächtig.

Bei Formaldehyd-Belastung nehmen Sie täglich
2 x 10 Unterstützungstropfen F

Zusätzliche Maßnahmen:

Glutathion	1 x 1 Kapsel abends
Vitamin B 12	1 x 1 Kapsel abends
Folsäure	1 x 1 Kapsel morgens
Nicotinamid	1 x 1 Kapsel morgens
Bitterstern	2 x 3 Tropfen abends vor dem Essen

4. Schwermetalle

Schwermetalle haben einen umfassenden traurigen Ruf erlangt, vor allem wegen der hitzigen Debatten über das Für und Wider der Amalgamentfernung.

Amalgamfüllungen immer nur in Begleitung mit einer Ausleitungstherapie entfernen

Ich selbst habe vor über 15 Jahren meine Amalgamfüllungen aus Überzeugung entfernen lassen. Leider konnte ich keinerlei Veränderung bezüglich meines Gesundheitszustandes bemerken. Dasselbe bekommen wir auch von Patienten zu hören: »Ach ja, Amalgam, habe ich mir schon seit acht oder noch mehr Jahren entfernen lassen und es hat sich leider nichts verändert.« Auf die Frage, ob eine Ausleitung gemacht worden ist, wird in 80 Prozent der Fälle die Frage verneint und von den restlichen 20 Prozent sind in der Regel die Hälfte Patienten, bei denen nur durch homöopathische Mittel ausgeleitet wurde oder eine konsequente Ausleitung lediglich zwei Wochen bis zwei Monate durchgeführt wurde. Natürlich sind dann die Schwermetallbelastungen immer noch stark vorhanden. Sie haben richtig gelesen: auch nach acht bis zehn Jahren können wir am Nervensystem, am Hormonsystem, im Binde- oder Fettgewebe die Schwermetalle leicht nachweisen!

Als ich dies selbst von so vielen Patienten gehört hatte, habe ich die Schwermetalle und Amalgame lediglich nur dann beachtet, wenn sie extrem stark getestet haben oder als allergische Substanzen bei Allergikern offensichtlich gestört haben. Allerdings bin ich von meinen eigenen Patienten »erzogen« worden, das heißt, dass ich einige Patienten hatte, die sich mit der ganzen Problematik der Entgiftungen stark auseinander gesetzt haben.

Bei diesen Patienten, die auf eigene Faust Schwermetallausleitungen (unter Umständen ständig von einem Kinesiologen begleitet), zwei Jahre (ja! zwei Jahre) konsequent durchführten, bemerkten wir eine enorme Verbesserung ihrer Symptome. Vor allem sind diese Patienten erheblich besser therapierbar geworden.

Nach den Erkenntnissen von bioenergetisch testenden Therapeuten (siehe auch »Parasiten – verborgene Ursachen chronischer Erkrankungen«), fressen Pilze offenbar Schwermetalle, beziehungsweise legt sich der Körper Pilze und sogar Bakterien zu, um diese schädlichen Schwermetalle abzubinden. Daher ist bei jeder Pilz- und Bakterientherapie eine gleichzeitige Schwermetallausleitung unumgänglich.

Diese Patienten kamen zu einer unglaublichen Beschwerdefreiheit, dass uns selbst allmählich klar wurde, dass die Schwermetallbelastung eine wirkliche Regulationsblockade ist, die sehr tief greift und dauerhaft funktioniert. Die Ausleitungstherapie muss daher sehr, sehr lange und konsequent betrieben werden, um einen bleibenden Erfolg zu haben.

Nach diesen Erfahrungen habe ich die Ausleitung auch an mir konsequent durchgeführt und kann selbst davon berichten, dass sich verschiedene chronische Symptome, die zuvor immer wieder auftraten, danach stabilisiert haben.

Erst wenn die letzten Schwermetalle aus dem Körper heraus sind, braucht dieser sich keine Bakterien, die Gelenkentzündungen, oder Pilze, die neurovegetative Symptome oder Verdauungsbeschwerden verursachen, zuzulegen. Das ist der Grund, warum die Diskussionen und Untersuchungen »Amalgam rein oder raus« zu nichts führen. Zumal nur in seltenen Fällen sofort nach einer Entfernung eine beeindruckende Verbesserung im Gesundheitszustand des Betreffenden sich bemerkbar macht (obwohl dies gelegentlich durchaus vorkommt).

Amalgam noch im Mund?

Hier wird natürlich sofort die Frage laut: »Ich habe noch Amalgamfüllungen im Mund, kann ich bereits mit einer Ausleitung beginnen?« Die Antwort ist ja! Es ist sogar vorteilhaft, selbst wenn die Füllungen noch vorhanden sind, hohe Dosen an Unterstützungstropfen S 2 x 10 Tropfen zu nehmen. Durch diese Unterstützung wird die Haftung der Schwermetalle innerhalb des Körpers gelöst. Gleichzeitig sollten hohe Dosen an Chlorella eingenommen werden. Chlorella ist eine Süßwasseralge, die die Fähigkeit besitzt, Schwermetalle abzubinden und aus dem Körper auszuleiten. Zusätzlich oder anstatt der

Chlorella, kann auch MSM (Methylsulfonylmethan), ein natürliches Spurenelement mit einer Sulfurverbindung, die auch fähig ist, Schwermetalle abzubinden und auszuleiten, eingenommen werden.

Es gibt jetzt auch ein Süßwasseralgenpräparat in flüssiger Form mit dem Namen Algas, das mit Wasser eingenommen wird und sehr praktisch ist, gerade für Menschen, die viele »Tabletten« nicht mögen.

Nach einiger Zeit (siehe Therapieschema) zusätzlich Korianderkrautöl einsetzen. Es ist neben dem MSM eines der wenigen bekannten Mittel, das die Bluthirnschranke passieren kann und die Schwermetalle im Gehirn und am Nervensystem direkt abbaut. Außerdem öffnet es die Zellmembran und holt die Schwermetalle aus dem intrazellulären Raum heraus. Deswegen sollte erst später mit diesen Tropfen begonnen werden, da die Wirkung bei vielen Patienten am Anfang zu stark ist.

Zunächst ist es also günstig, das Gröbste aus dem Körper zu entfernen, selbst dann, wenn die Füllungen noch im Zahn sind. Ausdrücklich sei darauf hingewiesen, dass die Belastungen im Laufe der Zeit wiederkehren. Je älter die Füllungen sind, desto mehr Schwermetalle geben sie ab, weil ihre Oberflächenstruktur bereits aufgeraut ist.

Eine weitere Quelle von Schwermetallen sind unsere Wasserleitungen, die fast alle mit Schwermetallen belastet sind. Mehr als 100 chemische Tests des guten Münchner Leitungswassers wurden in verschiedenen Haushalten durchgeführt. Das Ergebnis war immer eine nachweisliche Schwermetallbelastung. Deswegen hier auch noch einmal der dringende Rat, sich nur mit hochwertigem Quellwasser einzudecken oder ein kleines Umkehrosmosegerät einbauen zu lassen.

Ein kleiner Hinweis an Therapeuten: wir haben in der letzten Zeit heraus gefunden, dass man an einem Patienten, dem durch die Anwendung mit dem Zapper ein Strom ca. 30 Sekunden bis 1 Minute und 15 Sekunden zugeführt wird, **anschließend mehr Schwermetalle** testen kann, wie *vor* dieser »Provokation«. Der Grund liegt wahrscheinlich darin, dass der elektrische Strom die Zellen öffnet und dadurch Schwermetalle, die sich im Zellinneren befinden, in Resonanz geraten und dadurch besser testbar sind. Wahrscheinlich gelangen sie dadurch auch ins Gewebe. Deswegen wird durch eine tägliche milde Zapperanwendung eine Schwermetallausleitung unter Zuhilfenahme von Schwermetallausleitungsmitteln (Chlorella) wahrscheinlich schneller gehen als bisher gewohnt.

Zahlenmäßig die größte Belastung durch Schwermetalle wird von Quecksilber (Amalgamfüllungen) verursacht. Seltener, aber hartnäckiger ist die Belastung mit Palladium in Zahnfüllungen mit Spargold, Zahnkronen und Schmuck. Am schwerwiegendsten ist die Kombinationsbelastung von Quecksilber und Palladium.

Bei Schwermetall-Belastungen nehmen Sie täglich
2 x 10 Unterstützungstropfen S

Weitere Schwermetallbelastungen:
Kupfer, Silber und Zinn (aus Zahnfüllungen), heute seltener Blei
Wasserleitungen aus Zinn, Kupfer und Blei
Cadmium in Gemüse und Salat (Düngemittel)

Zusätzliche Maßnahmen:

Chlorella,	3 x 5 Tabletten täglich

Ab dem 2. Monat:

Koriander Würze,	anfangs 1 x 5 Tropfen täglich, dann langsam steigern auf 3 x 5 Tropfen täglich
MSM,	3 x 2 Tabletten täglich
Algas,	3 x 5 Tropfen täglich

Dauer der Kur: mindestens 4 Monate

Es ist bei schweren Symptomen sinnvoll, die Dosierung der Mittel in regelmäßigen Abständen von einem Therapeuten kontrollieren zu lassen.

5. Übersäuerung

Eine allgemeine Zivilisationserscheinung ist der Überschuss an säuernden Nahrungsmitteln, die zu einer Eiweiß- und Säureüberfütterung des Körpers führen. Viele chronische Erkrankungen haben darin ihre grundlegende Ursache. Jedermann kann sofort zur eigenen Unterstützung mit einer Entsäuerung beginnen, indem eiweißarme Kost zu sich genommen wird. Schweinefleisch sollte ganz und endgültig aus dem Speiseplan gestrichen werden. Der Konsum von Fleisch- und Milchprodukten sollte ferner auf ein Minimum reduziert werden. Keine Angst – es werden keinerlei Mangelerscheinungen auftreten, wie es die Werbung gerne vermitteln möchte. Die am stärksten säuernden Nahrungsmittel sind bekanntlich Alkohol, Zucker, Kaffee und schwarzer Tee. All dies sollte je nach Schwere der Erkrankung auf ein absolutes Minimum reduziert werden. Dafür sollte sehr viel Gemüse, Salat und Obst gegessen werden!

Es ist für viele Leute nicht selbstverständlich, einen solchen Speiseplan aufzustellen. Darum fügen wir eine kurze zusammenfassende Liste der wichtigsten säuernden und basischen Nahrungsmittel zur besseren Orientierung im Anhang bei. Vielen Menschen ist im Übrigen ihre eigene Zucker- und Eiweißmast nicht klar. Erst eine sorgfältige Überprüfung der Ernährungsgewohnheiten kann darüber Klarheit bringen.

Vier einfache Maßnahmen führen zu einem nahezu perfekten Gesundheitszustand:

1. täglich etwa zwei Liter Wasser trinken,
2. Ausgleich des Säure-Basen-Haushaltes,
3. Natürliches Vitamin C und
4. tägliches Zappen

Wichtig hierbei ist auch die tägliche Kontrolle des Morgenurins, der mit Hilfe eines Indikatorstreifens erfolgt. Der PH-Wert sollte zwischen 6,8 und 7,2 liegen. Wenn dieser Wert erreicht ist, ist auch die Basis für eine Genesung gelegt. Indikatorstreifen sollten eine Skala von 5, 4 bis 8,0 in 0,2 Schritten aufweisen (Apotheken führen diese Teststreifen).

Bei Übersäuerung nehmen Sie täglich 2 x 10 Tropfen Unterstützungstropfen E

Alle Unterstützungs- und Optimierungstropfen sind auf MineralVit-Gold aufgeschwungen und enthalten alle notwendigen Informationen, um die jeweiligen Blockaden auszuleiten.

Zusätzliche Maßnahmen

Mineralienergänzung mit Calmag

Eine weitere Möglichkeit zur Mineralienergänzung ist das Calmag, eine Kombination aus Kalzium und Magnesium. Es sollten 4 Tabletten am Abend eingenommen werden, um die Entsäuerungsfunktion der Niere und ihre Abpufferung zu unterstützen. Dadurch wird verhindert, dass die Niere über Nacht zu sehr in ein Säuremissverhältnis fällt.

Ich habe mindestens 2 Fälle von Patienten erlebt, die unter einer nächtlichen Blutdrucksteigerung gelitten haben – hoher Blutdruck, der nur nachts gemessen werden konnte – und die mit dieser Calcium-Magnesium Kombination dies wieder in den Griff bekommen haben. Hier hat offensichtlich ein Missverhältnis bestanden. Einerseits hat ein Magnesiummangel zu einer Verkrampfung der Äderchen geführt und andererseits bestand eine intrazelluläre Übersäuerung, die sich gesteigert hat, wenn nachts die Niere nicht mehr in der Lage war, diese Säuren abzupuffern. Eine nicht zu unterschätzende Anwendung.

Gemüsebrühetage

Ein gutes Hilfsmittel bei starker Übersäuerung ist, wöchentlich ein mal einen sogenannten Gemüsebrühetag einzuhalten. Es wird ein Tag in der Woche festgelegt, an dem nur gekochtes Gemüse und Gemüsebrühe zu sich genommen wird. Es darf so viel gegessen werden, wie man will – allerdings darf nichts anderes hinzugefügt werden. Täglich frisch gepresste Gemüsesäfte sind ebenfalls von großem Nutzen. Wer kein Freund von Tabletten und anderen Medikamenten ist – auch wenn diese natürlich wichtig sind – kann sich mit frisch gepressten Gemüsesäften behelfen. Es dürfen die Säfte getrunken werden, die man gerne mag. Es ist nicht notwendig, sich zu quälen mit Gemüse und Gemüsesäften, die man geschmacklich kaum runter bekommt. Das Angebot der Jahreszeiten sollte genutzt werden.

An dieser Stelle darf erwähnt werden, dass der Gemüsebrühetag die stärkste mir bekannte Entsäuerungsmaßnahme ist, und sie ist meistens viel effektiver, natürlicher und vor allem billiger als die Einnahme vieler Tabletten.

Entschlackungstee

Zur Förderung der Lösung von Schlacken ist die natürliche Heilkraft von Kräutern am besten geeignet. Der »7 x 7 Kräuter Tee« enthält in 49 Kräutern, Samen, Gewürze, Wurzeln und Blüten eine Fülle von Spurenelementen und Mineralstoffen. Viele der verwendeten Kräuter stammen aus Wildsammlungen. Die Ausgewogenheit der Kräuterzusammenstellung bewirkt den einzigartigen Wohlgeschmack und die gute Bekömmlichkeit des »7 x 7 Kräuter Tee«.

Anwendung

Auf einen Liter Wasser einen Esslöffel »7 x 7 Kräuter Tee«, auf eine Tasse entsprechend einen gestrichenen Teelöffel nehmen.

Die Kräuter werden in eine Kanne gegeben, mit kochendem Wasser überbrüht und kurz untergerührt. Anschließend sollen die Kräuter drei bis höchstens fünf Minuten ziehen und werden dann durch ein Sieb abgegossen.

Ein bis zwei Tassen täglich über einen Zeitraum von sieben Tagen hinweg getrunken gilt als Einstieg – danach sollte auf Dauer aber nur ½ bis 1 Tasse pro Tag getrunken werden.

Zusätzlich zu Ihren normalen Trinkgewohnheiten sollte über den

Tag hinweg verteilt die 1,5-fache Menge Wasser zusätzlich aufgenommen werden. Am besten geeignet sind mineralstoffarme, stille Wasser.

Basische Bäder

Eine der effektivsten bekannten Entsäuerungsmaßnahmen ist eindeutig die Verwendung basischer Bäder. Hier wird die Säure über eines der Hauptentgiftungsorgane, die Haut, ausgeleitet. »Meine Base« ist ein fertiges Bademittel zur sofortigen Anwendung. Es eignet sich hervorragend zur körperlichen Entsäuerung. Der pH-Wert des Wassers sollte vorher mit einem ph-Indikator-Papier (in jeder Apotheke erhältlich) geprüft werden und danach genügend Basenpulver »Meine Base« hinzufügen, bis der pH-Wert 8 – 8,5 misst. Anschließend wird etwa 60 bis 90 Minuten darin gebadet.

Der besondere Effekt ist hierbei, dass die Talgdrüsen der Haut nach etwa 60 Minuten wieder richtig zu funktionieren beginnen. Viele unserer Patienten berichten, dass sie nach diesen Bädern keine Cremes mehr brauchen. Sogar bei stark juckender Haut tritt bald eine deutliche Linderung ein.

Nach dem Bad wird wieder der pH-Wert des Badewassers gemessen. Wahrscheinlich werden Sie erstaunt feststellen, dass durch die abgegebene Säure der pH-Wert des Wassers gesunken ist! Diese Anwendung kann zweimal wöchentlich vorgenommen werden.

Das Basenbad »Meine Base« eignet sich hervorragend für Voll-, Sitz- und Duschbäder, sowie für Fuß- und Handbäder. Es bewirkt eine Selbstfettung und Reinigung der Haut und schenkt ihr Geschmeidigkeit. Angenehm an diesem Badesalzkonzentrat ist sein äußerst sparsamer Gebrauch in der Anwendung. Für ein Vollbad werden drei gehäufte Esslöffel »Meine Base« benötigt.

Salzwaschung

Falls Sie nicht so lange baden möchten oder möglicherweise wegen Krampfaderproblemen, niedrigem Blutdruck oder aus anderen Gründen nicht so lange baden, bietet sich die Möglichkeit der Salzwaschungen an:

Geben Sie so viel basisches Salz in ein wenig Wasser, bis es sich nicht mehr löst. Tauchen Sie einen Waschlappen ein, wringen Sie diesen aus und waschen Sie den ganzen Körper damit zweimal täglich ab. Anschließend aber nicht sofort duschen, damit das basische Salz wirken kann. So bleiben Sie der Tradition von 10.000 Jahren Körperpflege treu. Im alten Ägypten, dem antiken Griechenland und zur Zeit des Römischen Reiches war Körperpflege stets basisch. Diese Kulturen benutzten für die Körperpflege Natron, Milch oder basische Seifen. Auch »Omas Quarkwickel« gehören zur basischen Körperpflege. Früher wurde sogar die gesamte Altenpflege mit Hilfe flüssiger Schmierseife betrieben, die einen pH-Wert von über 9,0 hatte.

In den alten Kulturen Japans und Mexikos sind sogar stundenlange Auslaugebäder Tradition und werden dort noch heute zum Wohle von Körper und Seele praktiziert. Als durchblutungsfördernd und anregend haben sich während des Bades regelmäßige Körperabreibungen im Zehn-Minuten-Rhythmus bewährt. Zur praktischen Durchführung sind ein griffiger Waschlappen oder eine Badebürste bestens geeignet.

Säurebildende Nahrungsmittel

Wenn möglich reduzieren: Kaffee, Tee, Zigaretten, weißer Kuchen, Zucker jeglicher Art

Kerne und Nüsse: Paranüsse, Erdnüsse, Haselnüsse, Mandeln

Getreide und Reis: Weizenmehl, Weizengrieß, Weizen – geschält, Roggenmehl, Roggen – geschält, Mais, Gerste – geschält, Gerstenmehl, Reis – Natur, Reis – geschält, Reismehl, Buchweizen, Hirse

Fisch und Fleisch: Fleisch, Schellfisch, Hering, Kaviar, Kabeljau, Aal, Eigelb, Hühnereiweiß

Molkereiprodukte: Quark, Edamer Käse, Schweizer Käse, Parmesankäse, Magerkäse, Butter

Gemüse und andere Produkte: Linsen, Rosenkohl, gekochte Bohnen, Artischocken, Margarine, Hefe

Basenbildende Nahrungsmittel

Gemüse: Kichererbsen, Oliven, Mohnsamen, Bohnenkerne – weiß, Rote-Rüben-Knollen, Gemüse, Selleriewurzel, rote Beete, Karotten, Steckrüben – weiß, Möhren, Kastanien, Lauchknollen, Zuckerrüben, Runkelrüben, Mangold – roh, Kartoffeln, Kohlrabi, Blumenkohl, Bohnen – grün, Auberginen, Weißkohl, Wirsing, Kürbis, Spargel

Kräuter: Dill, Hagebutten, Schnittlauch, Brunnenkresse

Salat: Rettich – schwarz, Löwenzahn, Gurken, Sellerieblätter, Römersalat, Rettich – weiß, Radieschen, Chicorée, Endivien, Meerrettich, Feldsalat, Paprika, Schwarzwurzel, Zwiebeln, Kopfsalat

Obst: Äpfel – frisch, Johannisbeeren – rot, Heidelbeeren, Melone, Erdbeeren, Sauerkirschen, Weintrauben, Feigen – getrocknet, Zitronen, Johannisbeeren – schwarz, Kokosnüsse, Brombeeren, Äpfel – getrocknet, Datteln, Süßkirschen, Mirabellen, Ananas, Orangen, Bananen, Himbeeren, Pfirsiche, Birnen – frisch, Pflaumen

Verschiedenes: Austern, Sahne, Pilze, Milch – roh

MineralVit Gold

Neutralisieren der Mineralien

Nachdem die Schlacken durch den Diamond Shield gelöst worden sind, sollte man gewährleisten, dass diese auch gebunden werden. Ansonsten müssen unnötigerweise die Mineralreserven des Körpers mobilisiert werden. Diese sind allerdings bei stark verschlackten Menschen meist bereits nahezu verbraucht. Von daher ist es unerlässlich, dem Körper in dieser Zeit genügend natürliche, biologisch verfügbare Mineralien zuzuführen. Hier eignet sich am besten das MineralVit Gold, das Mineral- und Spurenelemente aus Pflanzen der Urzeit enthält.

Ursprung von MineralVit Gold

Fest eingepresst zwischen den wasserundurchlässigen Felsschichten der einsam gelegenen Berge des Staates Utah in den Vereinigten Staaten von Amerika, ruhen die üppigen Bäume und Pflanzen aus den feuchten, warmen Wäldern des Mesozoikums. Das war jenes erdgeschichtliche Mittelalter, in dem unsere Erde noch von einer regelrechten Überfluss-Vegetation überzogen war. Im Laufe von rund 200 Millionen Jahren entstand hier aus bestimmten geologischen Anlässen ein besonderer Humusschiefer. Er bewahrt die ganze Fülle dieser Überfluss-Vegetation mit ihren kostbaren Mineralstoffen und Spurenelementen in konzentrierter Form in sich. Der schieferähnliche Humus enthält die eingepressten Pflanzen in einem Stadium, in dem noch keine vollständige Umwandlung in Kohle erfolgt ist. In dieser Schicht haben die aus den Pflanzen entstandenen Humussäuren die Mineralelemente in eine organische Form gebracht. Auf diese Weise können sie von der einzelnen lebenden Zelle vollständig aufgenommen werden.

Diese Mineralstoffe und Spurenelemente nennt man kolloidal. Sie unterscheiden sich von den gebräuchlichen »metallischen« Mineralstoffen und Spurenelementen aus Gestein oder aus dem Erdboden. Man kann Sie als ein »ernährungsmäßiges Extra« bezeichnen. Ein Biochemiker brauchte Jahre, bis er 1931 eine Methode zur Gewinnung der Mineralien aus dem Humusschiefer entwickelt hatte, ohne sie dabei zu schädigen. Das Ergebnis seiner Bemühungen war ein einzigartiges Auslaugverfahren mit kühlem Quellwasser.

Falls Sie ein Umkehrosmosegerät besitzen, bewährt es sich, einen Spritzer (ca. 1 ml) MineralVit Gold pro Liter hinzu zu fügen.

Grundunterstützung I durch Vitaminpräparat DermaVital

Um alle anfallenden Gifte und Stoffwechselendprodukte, die freigesetzt werden, abzubinden, sind einige Vitamine und Spurenelemente unentbehrlich, insbesondere natürliches Vitamin C, B1, B2, B6, B12, Folsäure, Vitamin E, Selen und Biotin. Diese sind alle in dem Präparat DermaVital enthalten.

Empfohlene Einnahme: 3 x 1 Tablette täglich. DermaVital Vitaminpräparat wurde als Breitbandvitaminpräparat mit sehr vielen Anwendungsmöglichkeiten konzipiert, insbesondere um bei verstärkten Belastungen bei den Entgiftungsfunktionen mitzuhelfen. Es enthält aber auch alle Vitamine, die für die geschädigten Gefäßwände, z. B. bei Cholesterinerhöhung, für die Reparatur notwendig sind. Es hat sich auch bei aufkommenden Erkältungskrankheiten in kurzfristig höheren Dosen (6 – 9 Tabletten) bewährt.

Unterstützungsschema

In leichten Fällen genügt es, nach diesem Einnahmeplan sieben Wochen lang vorzugehen, um alle Blockaden zu lösen

Bei täglicher Anwendung oder Plate Zapping (alle 4 Tage)

Diamond Shield Unterstützung I DermaVital	täglich 3 x 1 Tablette mindestens 7 Wochen					
Samento	täglich 1 x 5 Tropfen mindestens 7 Wochen					
Woche	I	II	III	IV	V	VI	VII
Diamond Shield Unterstützung P	X	X	X				
Diamond Shield Unterstützung A		X	X	X			
Diamond Shield Unterstützung F			X	X	X		
Diamond Shield Unterstützung S				X	X	X	
Diamond Shield Unterstützung E					X	X	X

X = 2 x 10 Unterstützungs- / Optimierungstropfen täglich

10| Technische Anforderungen an einen Zapper

Checkliste: Worauf beim Kauf eines Zappers zu achten ist

Leicht vorzustellen ist, dass diese vielen verschiedenen Erkenntnisse und Anwendungen zu einer Flut von Angeboten auf dem »Zapper-Markt« geführt haben. Da es für jeden doch eine kleine Investition darstellt, haben wir uns die Mühe gemacht, einige der Angebote auf Herz und Nieren zu prüfen und in entsprechende Testlabors zur Untersuchung zu geben. Wir wollten sehen, welche Möglichkeiten diese Zapper haben und welche Genauigkeit sie besitzen.

Unsere Überraschung war groß, als wir bemerkten, dass selbst bei größeren Produktions-Firmen scheinbar extrem bei der Herstellung des Zappers gespart wurde und teilweise auch qualitativ sehr minderwertige Geräte auf den Markt »geworfen« wurden.

Hier erhalten Sie eine Check-Liste mit einigen Punkten, die beim Kauf eines Zappers beim Verkäufer oder Hersteller abgefragt werden sollten. Jeder Käufer muss wissen, was sein Zapper kann und welche Genauigkeit er besitzt. Es sollten beim Kauf keine Kompromisse eingegangen werden, nur weil vielleicht das Gerät um einige wenige Euro preisgünstiger erscheint. Seien Sie stur, wenn der Verkäufer keine Garantie für die technischen Daten übernehmen will – es geht um Ihre Gesundheit!

1. **Grundsätzlich sollte ein Zapper zwischen 0,1 bis 16 Volt in kleinsten Schritten regelbar sein**.
   Die Gründe liegen auf der Hand: in der Praxis erleben wir oft, dass Kinder oder Patienten mit empfindlicher Haut, Übersäuerung, massiver Schwermetallbelastung, extremen Allergien sehr niedrige Voltzahlen benötigen. Manchmal bereiten bereits zwei

bis drei Volt ein Prickeln und verursachen Hautreizungen. Hier muss die Spannung herabgesetzt werden können. Das ist natürlich bei Geräten ohne Regelung oder bei Geräten, die erst bei 9 Volt anfangen, nicht möglich.

2. **Ein Zapper sollte das ganze Frequenz-Spektrum der Rife- und der Clark-Frequenzen integriert haben** und automatisch innerhalb des Programms abarbeiten können. (Rife-Frequenzen von 5 Hertz bis 20 Kilohertz – Clark-Frequenzen von 200 Kilohertz bis 1 Mega-Hertz). **Die Ausgangsspannung (die effektive Voltzahl, die das Gerät liefert) muss elektronisch geregelt sein**. Wenn dies nicht der Fall ist, gibt es Schwankungen zwischen 20 bis 30%! Das bedeutet, dass man im praktischen Betrieb unter Umständen je nach Frequenz und Spannung, bis zu 30% weniger Volt hat – auch wenn im Prospekt eventuell etwas ganz anderes angegeben ist.
3. **Die Frequenzen müssen stabil sein und dürfen nur ein geringes, sogenanntes »Jitter«, (in anderen Worten ein »Wackeln« der Frequenzen) erzeugen**. Wenn das Gerät durch veraltete Elektronik ein hohes »Jitter-Level« abliefert, erzeugt dies dann unerwünschte Nebenfrequenzen und dadurch auch Elektrosmog! Zu unserer Überraschung haben wir bei verschiedenen Geräten ein »Wackeln« von ± 5% messen können – im Vergleich zum Diamond Shield, der maximal ± 0,01% liefert.
4. **Es muss gewährleistet sein, dass der Zapper eine reine Rechteckwelle mit positivem Offset erzeugt.** Das geringste Absinken der Welle unter die Null-Linie verhindert einen Teil der positiven Ergebnisse.
5. **Induktionsspulen dürfen in diesem therapeutischen Gerät unter keinen Umständen eingebaut sein!** Um eine höhere Voltzahl mit den kleinen Batterien zu erreichen, hat ein Hersteller dazu gegriffen, die höhere Spannung durch Induktion mit einer Spule zu erzeugen. Das Problem dabei ist, dass **Spulen Elektrosmog erzeugen** – vor allem, wenn das Gerät in Körpernähe getragen wird, wird dieser messbare Elektrosmog erzeugt.

Vor jedem Zapper-Kauf diese Kriterien konkret abklären

Wir waren nicht wenig überrascht, dass ausgerechnet ein Modell, das sich auf Frau Dr. Clark beruft und das dazu noch sehr weit verbreitet ist, genau diese Spulen beinhaltet. Dieses Modell kann lediglich einen Frequenzbereich zwischen 25 Kilo Hertz und 173 Kilo Hertz erzeugen. Die Erklärung des Herstellers war, dass die Clarkfrequenzen durch Oberwellen erreicht werden. Dies ist natürlich weniger als befriedigend und führt dazu, dass das gesamte Spektrum der niedrigen Rife-Frequenzen *und* das Spektrum der Clarkfrequenzen, die darüber stehen, nicht erreicht werden können. Wenn man sich schon den natürlichen Therapien zuwendet, ist es ein Widerspruch in sich, genau das Gegenteil aus technischer Schlamperei heraus zu praktizieren, indem noch nebenher schädlicher Elektrosmog erzeugt wird. Es sollte ganz konkret hinterfragt werden – notfalls direkt beim Hersteller – ob das Gerät, das gekauft werden soll, eine Spule eingebaut hat.

Modulation der Frequenzen: Wenn der Zapper alle Frequenzen modulieren, das bedeutet mit einer zweiten Frequenz steuern kann, erhöht das enorm die Effektivität. Der Diamond Shield ermöglicht eine Modulation ab zwei bis zu 256-fach. Das bedeutet als Beispiel, dass, wenn Sie eine Frequenz gegen einen Candida mit 480 Hertz laufen lassen, gleichzeitig eine zweite Frequenz von (maximal) 480 x 256 = 122880 Hertz ablaufen kann. Die zwei Frequenzen laufen immer gleichzeitig ab. Die Mykose wird also auf zwei völlig unterschiedlichen Ebenen ihrer eigenen Resonanzschwingung gleichzeitig angegriffen.

Stromstärke konstant: Alle bisher auf dem Markt befindlichen Zapper messen die Spannung, mit der die Anwendung abläuft, in Volt. Das Problem dabei ist, die Volt-Zahl hängt stark vom Hautwiderstand ab, sprich von der individuellen Feuchtigkeit und Leitfähigkeit eines jeden Menschen und von der Befeuchtung der Elektroden. Aber diese Bedingungen können sich während der Anwendung ändern (Elektroden trocknen, Hände können schwitzen). Die Spannung, die also anfangs als ideal eingestellt wurde, wird nicht gehalten.

Beim Diamond Shield wird der Stromfluss in Ampère eingestellt, statt in Volt. Wenn Sie also z. B. 30 Milliampère einstellen, wird dieser Stromfluss konstant eingehalten, unabhängig davon, ob die Haut oder Elektroden im Laufe der Zeit trockener oder feuchter werden.

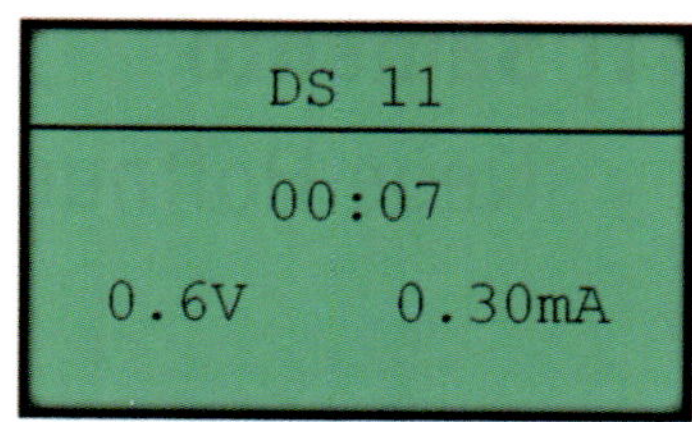

Sie können sogar während des Zappens am Display verfolgen, wie sich die Voltzahl (Spannung) verändert (automatische Anpassung), während der Stromfluss (Ampère-Anzeige) konstant bleibt. Es ist also gewährleistet, dass die Anwendung auch erfolgreich ist und die Belastungen tatsächlich eliminiert werden.

Wobbeln: Der Zapper sollte in der Lage sein, einen ganzen Bereich zu wobbeln (bis zu einer Oktave, also einer Verdoppelung der Frequenz).

Es gibt noch viele technische Details, die Qualität der Frequenzen betreffend, die eine gewisse Wichtigkeit haben. Diese alle zu behandeln, sprengt jedoch den Rahmen dieses Buches.

Bei der Untersuchungen der sich auf dem Markt befindlichen Zapper konnten wir zum Zeitpunkt der Niederschrift dieses Buches lediglich ein Gerät ausmachen, das die von uns oben aufgestellten Anforderungen tatsächlich nachweislich erfüllt: den Diamond Shield Zapper IE. Hier garantiert der Hersteller genau diese oben genannten Anforderungen. Es ist meine Hoffnung, dass durch dieses Kapitel Hersteller und Verbraucher sensibilisiert werden und dass sich infolgedessen die Qualität der Geräte verbessert. Es wäre so schade, wenn eine so effektive Therapiemethode verschwände, weil sie durch schlampig hergestellte Billigprodukte kaum noch funktioniert.

11| Samento
Neue Hoffnung für das Immunsystem

Durch das tägliche Zappen öffnen sich die Zellmembranen. Dadurch werden Schlacken ausgeschieden, ebenso jedoch auch intrazelluläre Mikroorganismen (Mikroorganismen, die innerhalb der Zellen leben) wie zum Beispiel Borrelien, Epstein Barr, Chlamydien, Hepatitis-Viren, Herpes-Viren, Salmonellen und andere. Es bewährt sich zum Schutz täglich 5 Tropfen Samento zu sich zu nehmen. Bei jeder Art von Immunschwäche oder bei grippalen Belastungen ist dies sehr ratsam. Bei aufkommenden Beschwerden sollte die Dosis auf 3 x 5 bis 10 Tropfen erhöht werden.

Katzenkralle oder Uña de Gato wird die Uncaria tomentosa gemeinhin genannt, eine peruanische Wein-Kletterpflanze mit einer Vielzahl gebogener Dornen, die an die Krallen einer Katze erinnern. Von den Ashaninka-Indianern Peru's werden die Wurzeln dieser Pflanze seit langer Zeit bei der Behandlung fast jedes Krankheitsbildes eingesetzt, ebenso wie von der hispanischen Bevölkerung in den USA.

Als ich zum ersten Mal eine Testampulle mit Samento-Tropfen bekam, war ich anfangs nicht besonders interessiert, da ich täglich solche Muster auf den Tisch bekomme. Wir hatten davon gehört, dass dieses Mittel auch gegen Borrelien-Infektionen wirksam sein soll und dass darüber eine Doppelblindstudie durchgeführt wurde. An einem Patienten mit einer alten Borrelien-Belastung führten wir eine Gegentestung mit Samento-Tropfen durch. Erstaunt konnten wir eine deutliche Wirkung aufzeigen. Erstaunt deswegen, weil uns bis zu diesem Zeitpunkt kaum ein Phytotherapeutikum bekannt war, dass eine gesicherte Wirkung gegen Borrelien entfaltet. Unser Interesse war geweckt. Wir haben daraufhin die Samento-Tropfen gegen verschiedene virale Belastungen wie Epstein-Barr und Herpes ausprobiert – mit dem gleichen positiven Ergebnis. Insgesamt kann festgestellt werden, dass Samento fast auf alle intrazellulären Mikroorganismen eine Wirkung zeigt (in der Folgezeit behauptete so mancher Patient, dass dieses Mittel der Durchbruch für ihn war!).

Wir befassten uns näher mit dieser Pflanze und stellten fest, dass es sich bei den Ashaninka-Indianern um eine ihrer wenigen »heiligen« Pflanzen handelt. Diese Bezeichnung geben Heiler nur Pflanzen, die die Fähigkeit besitzen, tiefe Störungen in der »Verbindung« zwischen Seele und Körper wieder zu harmonisieren. Es sei noch an dieser Stelle erwähnt, dass Samento bei jedem Krebspatienten systematisch testet und von uns als Unterstützung verschrieben wird.

Bis vor kurzem war man hinsichtlich der Effektivität von **Cat's Claw** uneins. Untersuchungen in Österreich ergaben, dass es zwei unterschiedliche Chemotypen von Uncaria tomentosa gibt. Diese gleichen sich zwar, verfügen aber über verschiedene chemische Eigenschaften. Eine davon enthält pentazyklische oxindole Alkaloide (POA), die einen vitalen Einfluss auf die Eigenschaften dieser Pflanze haben, die andere enthält tetrazyklische oxindole Alkaloide (TOA), die die positiven Eigenschaften des POA-Gehaltes aufheben. Bei den meisten in den USA verfügbaren Cat's Claw-Produkten handelt es sich um eine undifferenzierte Mischung aus beiden Chemotypen. Um jedoch die positiven Wirkungsweisen nutzbar machen zu können, ist es erforderlich, dass **ausschließlich TOA-freie** Substanzen verwendet werden.

Eine Reihe von in-vitro-Studien[19] zeigte, dass POA-haltige Cat's Claw-Produkte sowohl T- als auch B-Lymphozyten aktivieren und die Phagozytose der Granulozyten und Zellen im reticulo-endothelialen System[20] steigern. Gleichzeitig wird die Proliferation der transformierten und aktivierten T- und B-Lymphozyten unterdrückt. Die immunmodulierende Wirkung spielt eine maßgebliche Rolle bei der klinischen Anwendung von Cat's Claw. Der Wundheilungsprozess soll damit deutlich beschleunigt und die Regeneration der Knorpel erhöht werden. Daher wird das Mittel als Zusatz bei der Therapie rheumatischer und arthritischer Beschwerden eingesetzt.

---

19 **in vitro** (lat.): im Reagenzglas, Versuch außerhalb des lebendigen Organismus

20 **Retikuloendotheliales System** (lat+griech): *Abk* RES; Begriff für das funktionelle System der biologisch äußerst aktiven Endothel- und Retikulumzellen. Sie haben die Fähigkeit der Phagozytose, der Speicherung und der Immunkörperbildung und sind bei verschiedenen Stoffwechselvorgängen von Bedeutung.

Eine klinische Doppelblind-Studie[21] an 40 Patienten unterstützt diese Indikation, ebenso wie eine Reihe von Fallstudien, die im Zusammenhang mit immundefizitären Stadien, Autoimmunerkrankungen, allergiebedingten Erkrankungen, Tumoren, gastrointestinalen Entzündungen und sogar viralen und bakteriellen Infektionen durchgeführt wurden. Zusätzliche klinische Studien sind erforderlich, um diese ersten Ergebnisse zu bestätigen, die jedoch berechtigte Hoffnungen auf positive Resultate zulassen.

Zusammenfassend kann man feststellen, dass sich **TOA-freie Cat's Claw-Produkte** als wirksame Immunmodulatoren herausgestellt haben, die ihre Wirkung bei vielerlei rheumatischen und arthritischen Beschwerden unter Beweis gestellt haben. Auch der Einsatz bei weiteren Krankheitsbildern gibt Anlass zu Hoffnung.

Samento – medizinische Heilpflanze aus Peru

John Kule MD, amerikanischer Arzt und Biomediziner, berichtet von einer 98%igen Erfolgsquote bei der Behandlung mit Samento. Neueste Analysen von Cat's Claw (dt.: Katzenkralle) führten zu dessen Einsatz als natürliches Therapeutikum. **Samento (lat. Uncaria tomentosa)** ist eine seltene Form von Cat's Claw und gilt als 100% TOA-freies Produkt. Die wild wachsende Pflanze ist in den peruanischen Regenwäldern beheimatet und gilt als besonders wirksam, wenn sie in möglichst naturbelassener Form verabreicht wird.

Bei der im Mai 2002 in Florida stattgefundenen Samento-Konferenz berichtete der schottische Heilpflanzenkundler Brian Lamb von

---

21 Referenzen:

1. Reinhard K-H, Uncaria tomentosa (Willd.) D.C.: Cat's Claw, Uña de Gato. J Alt Comp Med 1999; 5:143-151. 2. Keplinger K, Laus G, Wurm M, Dierich MP, Teppner H., Uncaria tomentosa (Willd.) D.C.-Ethnomedical Use and New Pharmalogical, Toxicological and Botanical Results. J Ethnopharmacol 1999; 64:23-24
2. Varro E. Tyler, Ph.D., Sc.D., zählt zu den führenden Experten in der Pflanzenheilkunde. Er ist Dean Emeritus der Purdue University School of Pharmacy and Pharmacal Sciences, ferner Autor von mehr als 300 wissenschaftlichen Artikeln und Büchern, darunter »The Honest Herbal and Herbs of Choice: The Therapeutic Use of Phytomedicinals«.

einem 100%igen Effekt beim Einsatz von Samento in der Behandlung chronisch Kranker. Die Zustände aller Patienten zeigten nach der Verabreichung von Samento deutliche klinische Verbesserungen, so Lamb.[22]

Dosierung und Fallbeispiele

In der East Aiken Klinik in South Carolina wurde Samento im Rahmen einer klinischen Studie bei über 60 Patienten über einen längeren Zeitraum hinweg getestet. Die täglich eingenommene Dosis belief sich in den meisten Fällen auf 3 x 600 mg – zweimal täglich – in oraler Form über einen Zeitraum von 10 Tagen. Danach wurde auf 2 x 600 mg zweimal pro Tag reduziert.

Das Therapeutikum wurde auf leeren Magen eingenommen. Weitere Ergänzungen wie Vitamine und Mineralien wurden zu den Mahlzeiten verabreicht. Auf die zeitgleiche Verabreichung zusätzlicher Heilpflanzen wurde aufgrund des eventuell vorhandenen Alkaloidgehalts verzichtet, da ein Blockierungseffekt, ähnlich wie bei TOA auftreten könnte. Samento wurde bei folgenden Krankheitsbildern eingesetzt:

- Chronische Müdigkeit, Fibromyalgie, Gehirntraumata
- chronische Rückenschmerzen
- Brustkrebs, Diabetes, Bluthochdruck, irritables Colon, Candidiasis
- Beschwerden in den Wechseljahren, Schilddrüsen-Unterfunktion
- prämenstruelles Syndrom
- Magengeschwüre, Gastritis, rheumatische Arthritis
- Schizophrenie, Asthma
- Borreliose, gutartige Prostata-Hypertrophie

---

22 Weitere Referenten wie Jerry Schlesser präsentierten einen geschichtlichen Rückblick der wissenschaftlichen Literatur zu Uncaria tomentosa. Prof. Henk Oswald referierte über seine Erfahrungen mit Samento bei der Krebsbehandlung. Es wurde auch von der antimikrobiellen Wirkung der Pflanze berichtet. (Auszug aus dem »British Naturopathic Journal« Nr. 2/2002)

Bis auf einen einzigen Fall trat bei allen 60 Patienten eine signifikante Verbesserung ihres Zustandes ein. Besonders beeindruckend war die Wirkung von Samento in folgenden Fällen:

Rheumatische Arthritis

Eine 53-jährige Frau, Krankenschwester von Beruf, litt an rheumatischer Arthritis sowie einer insulinabhängigen Diabetes Mellitus. Seit einigen Jahren wurde ihr zusätzlich eine Hormon-Ersatztherapie mit synthetischem Östrogen verabreicht in Folge einer Hysterektomie im Jahr 1979 (Entfernung der Gebärmutter). Die Patientin äußerte den Wunsch nach einer natürlicheren Behandlungsalternative bei ihrem ersten Besuch. Zu den weiteren Medikationen zählten Celebrex, Claritin D, Nasonex sowie Prednisone bei akuten arthritischen Anfällen. Zunächst wurde die Patientin auf Natural TriEstPro umgestellt. Celebrex, Claritin D und Nasonex wurden abgesetzt und durch 3 mal 2 Kapseln Samento ersetzt. Trotz anfänglicher Skepsis konnte die Patientin schon bald feststellen, dass es zu keinen weiteren Anfällen kam. Ein leichter Abfall des Blutzuckers konnte ebenso verzeichnet werden. Die Patientin ist heute mit täglich 2 x 2 Kapseln Samento gut eingestellt.

Chronisches Erschöpfungssyndrom

Ein chronisches Erschöpfungssyndrom zeichnete die Krankheitsgeschichte eines 75-jährigen Mannes. Dazu kamen Fibromyalgie und Depressionen. Chronische Verschlechterungssymptomatiken wie Müdigkeit, Muskelschmerzen und ein Nachlassen der kognitiven Fähigkeiten (»ich kann einfach nicht mehr klar denken«) führten dazu, dass der Patient kaum mehr das Haus verließ. Häusliche Unterstützung war so gut wie nicht vorhanden – der Mann ist mit einer Kettenraucherin verheiratet, die ausschließlich mit ihren eigenen gesundheitlichen Problemen beschäftigt ist und für den Wunsch ihres Mannes nach alternativen Heilmethoden kein Verständnis hat.

Der Patient leidet ferner an Schlaflosigkeit, was korrekterweise eher als eine Störung des Tag-Nacht-Rhythmus zu beschreiben wäre, da er abends nicht gut einschlafen kann und morgens Schwierigkeiten hat, aufzuwachen.

Die Medikation bestand aus Xanax, Cytomel, Allegra, Humulin R und N. Die Behandlung mit Nutri-Spec Diphasic Nahrungsergänzung für einen normaleren Tagesrhythmus war wenig erfolgreich. Die Zufuhr von Samento führte zu einem deutlich gesteigerten Energieniveau des Patienten. Er fühlte sich zunehmend wohler, wurde täglich unternehmungslustiger und verzeichnete ferner eine deutliche Zunahme seiner kognitiven Fähigkeiten.

Asthma

Eine 33-jährige Asthmatikerin, die mit diesem Leiden seit ihrem siebten Lebensjahr als Folge einer Lungenentzündung kämpft, hatte bereits mehrere Klinikaufenthalte hinter sich. Die Häufigkeit der Asthmaanfälle ebenso wie deren Heftigkeit nahm in den letzten Jahren deutlich zu. Bei ihrem letzten stationären Aufenthalt musste sie um Haaresbreite intubiert werden, intravenös wurde ihr Kortison verabreicht. Die Patientin nimmt monatlich Depoprovera IM, Inhalationen mit Proventil täglich. Ferner zweimal täglich Inhalationen mit Flovent und Serovent. Eine Untersuchung ergab obstruktive Bronchitis sowie heftiges Pfeifen und Giemen in allen Lungenbereichen. Eine mikrobiologische Untersuchung zeigte ein ausgeprägtes Emphysem[23]. Der Patientin wurde Samento in der Dosis 3 x täglich 2 Kapseln verordnet, was bereits innerhalb von drei Tagen zu einer signifikanten Linderung ihrer Beschwerden führte. Heute kann sie wieder ihrer Arbeit nachgehen, ein weiterer stationärer Aufenthalt war nicht mehr erforderlich.

---

23 **Emphysem, Emphysema** (griech.): Aufblähung. Lungenleiden, gekennzeichnet durch irreversible Erweiterung der distal der Bronchiolen befindlichen Lufträume.

Zusammenfassung

Betrachtet man diese Fälle und andere mit ähnlichen Resultaten, so ergeben sich folgende klinische Schlüsse:

Zunahme der Lebensenergie: Besonders deutlich bei chronischen Erschöpfungszuständen, Fibromyalgie und Depressionen.

Gesteigertes allgemeines Befinden und psychische Aufhellung: Aktuelle Studien hierzu sind noch in Arbeit, allerdings scheint dieser Effekt auf die antikoagulanten Eigenschaften von Samento zurückzuführen zu sein. Patienten mit chronisch kalten Händen oder Füßen scheinen davon besonders zu profitieren. Ferner sind die positiven Wirkungen bei Unfruchtbarkeit noch näher zu untersuchen.

Rückgang von Entzündungen: Hier scheint zunächst eine vorübergehende Verschlimmerung der Symptome aufzutreten, bevor sich der lindernde Effekt einstellt. Die einzige Probantin, die keinerlei Verbesserung bemerkte, hatte die Einnahme von Samento nach einer Verschlechterung ihrer Symptomatik abgesetzt. Der Patientin war das Konzept einer temporären Heilungskrise nicht zu vermitteln.

Reduzierter Bluthochdruck: Beinahe alle hypertonen Patienten konnten die Dosis ihrer blutdruckhemmenden Medikamente reduzieren. Ein vollständiges Absetzen war – zum jeweiligen Zeitpunkt zumindest – nicht möglich.

Reduzierter Blutzucker: Alle Diabetes-Probanten konnten einen Rückgang ihres Blutzuckers (zwischen 10 und 20 Punkten) verzeichnen.

Gesteigerte Diuresis: Alle Patienten erfuhren einen leichten diuretischen Effekt.

Schlussfolgerung

Wie es eine ganze Reihe von Fallbeispielen zeigt, hat sich Samento als sicherer, natürlicher Wirkstoff mit einer beeindruckenden Bandbreite an therapeutischen Effekten herausgestellt. Die Verbesserung des klinischen Zustandes der Patienten hält weiterhin an. Die Erfahrungen mit Samento führen dazu, dass dieses Therapeutikum in zunehmendem Maß bei der Behandlung von immer mehr Krankheitsbildern eingesetzt wird.

Samento unterstützt bei:

- jeglicher Immunschwäche
- chronischen Infekten
- autoaggressiver Tendenz
- viralen Belastungen
- rheumatischen Erkrankungen
- aufkommenden Erkältungen

12| Diamond Shield Anwendungen
Anwendungsbeispiele aus der Praxis

Chronische Bronchitis

Auch hier liegen uns eine Reihe von Erfahrungsberichten von Patienten vor, die jahrelang an chronischen Bronchitiden gelitten haben und – nachdem sie die entsprechende Literatur gelesen hatten – sich einen Zapper besorgt haben.

Es bewährt sich hier am besten, in der erkrankungsfreien Zeit mit der Behandlung zu beginnen. Um dem Immunsystem zu helfen, den Regelkreis der chronischen Bronchitis zu durchbrechen, sollte mindestens vier Monate lang regelmäßig gezappt werden. Zusätzlich sollte dann auch im Frühjahr und im Sommer hin und wieder für einige Tage die Vorbeugung (1 x tägl. 10 Min) durchgeführt werden und im darauf folgenden Winter regelmäßig, sowie in der gefährdeten Zeit die maximale Dosierung. Es empfiehlt sich hierbei auch, sowohl einige homöopathische Mittel zur Unterstützung zu nehmen als auch Aufbaumittel, wie zum Beispiel Vitamin C, Selen und Zinkorotat. Es sind dadurch viele Patienten, die teilweise schon Jahrzehnte an chronischen, immer wiederkehrenden Bronchitiden gelitten haben, geheilt worden und konnten erstmals wieder beschwerdefreie Wintermonate erleben[24].

Ein Fall

»Meine Frau verwendet den Zapper seit den letzten 3 Wochen. Sie hatte eine sehr starke Lungenentzündung, nachdem sie verschiedene grippale Infekte seit Monaten nicht mehr loswurde. Sie musste dann schließlich und endlich in die Notaufnahme, in der ihr eine Asthmaerkrankung diagnostiziert wurde.

---

24 Alan E. Baklayan, »Asthma«, Michaels Verlag 2012

Danach fingen wir mit dem Zappen an und es verbesserte sich sodann von Tag zu Tag. Sie hatte dann einige Rückfälle, die wahrscheinlich durch die Viren verursacht wurden, die aus den Parasiten herauskamen. Aber wir hielten durch, weil sie sich insgesamt immer besser fühlte. Danach fing sie mit dem Parasitenprogramm an und konnte ihre schulmedizinischen Mittel wieder absetzen, sowie mit der Kur weitermachen. Es geht ihr jetzt wirklich gut«.

Chronische Blasenentzündung

Bei chronischer Blasenentzündung, vor allem bei Frauen, empfiehlt es sich, den Strom über die Füße fließen zu lassen und regelmäßige Anwendungen durchzuführen. Das Gleiche gilt für Nierenentzündungen und Nierenbeckenentzündungen. Auch hier kann die Biofrequenz des Zappers helfen, die eventuell notwendige Medikamenteneinnahme zu reduzieren. Wir empfehlen zusätzlich immer wieder, die Füße warm zu halten. Hier haben sich temperaturansteigende Fußbäder besonders bewährt. Nicht zu vergessen ist das Trinken von hochwertigem stillem Wasser sowie zur Unterstützung eine Zeit lang zusätzlich unspezifische Nieren-Blasen-Tees aus der Apotheke.

Schmerzen am Bewegungsapparat

Es ist für Rheumatiker immer wieder eine Hilfe, mit dem Zapper zu arbeiten. Obwohl die Grunderkrankung des rheumatischen Formenkreises nichts mit Bakterien und Parasiten zu tun hat, so wird doch das entzündliche Geschehen an den Gelenken meist von Bakterienstämmen unterhalten und gefördert. Diese bakterielle Belastung kann durch den Zapper effektiv reduziert werden. Wir haben in unserer Praxis festgestellt, dass eine latente Trichinenbelastung häufig bei Rheumatikern festzustellen ist. Durch komplettes Meiden von Schweinefleisch und eine eiweißarme Diät fühlen Sie sich um vieles besser.

Ein Patientenfall

»Ich habe, wie es meine Therapeuten nannten, an einer klassischen Kombination von rheumatischen Schmerzen an Gelenken und Allergien gelitten, dazu kamen auch Sodbrennen und Blähungen. Nachdem ich nach den Selbsthilfe-Anweisungen im Cholesterinbuch von Herrn Baklayan vorging, also die Leberreinigung und anschließend die Nierenreinigung durchführte und auch gezappt habe und zusätzlich die Parasitenreinigung regelmäßig durchgeführt habe, besserten sich alle beschriebenen Symptome. Die Gelenkschmerzen verschwanden gänzlich, die Allergien wurden zumindest weniger und die Blähungen traten nur noch gelegentlich auf. Vor allem bin ich dafür dankbar, dass die Schmerzen verschwunden sind. Aufgrund dessen kann ich diese Programme jedem nur weiterempfehlen, der sich etwas Gutes tun möchte.«

Eine Patientin schreibt uns: »Seitdem ich die Parasitenkur, in Kombination mit Arginin und Ornithin gemacht habe, geht es meiner chronischen Fibromyalgie wesentlich besser. Ich schlafe gut und muss nicht mehr so viele andere Kräuter und Vitamine nehmen. Nachdem ich die Nierenreinigung durchgeführt habe, ging es noch ein Stück besser; an die Leberreinigung habe ich mich jedoch nicht getraut. Trotzdem Vielen Dank!«

Asthma

Auch hier fanden bioenergetisch testende Therapeuten heraus, dass wahrscheinlich gewisse Parasitenstadien – insbesondere Spulwurmlarven – für das Bronchialasthma mit verantwortlich sind, so dass eine Zapperanwendung auch hier meistens Erstaunliches leisten kann.

Viele Patienten konnten durch konsequente Anwendung des Zappers ihr Asthmaspray absetzen. Am besten bewährt sich hier, regelmäßig eine Elektrode direkt auf den Brustkorb, am Ort des Geschehens aufzusetzen und die andere Elektrode in die Hand zu nehmen. Viele Patienten berichten, dass sie spüren, wie sich etwas löst. Auch bei hartnäckigem, hartem Husten konnte manchmal eine

Erleichterung verzeichnet werden. Es wird abgehustet und kurz darauf bessert sich der Zustand zunehmend. Einige Patienten zappen in solchen Fällen etwas länger – bis zu 3 x 12 Minuten, bis sie eine effektive Erleichterung verspüren. Außerdem ist eine regelmäßige Einnahme von Thymiansaft oder- Tropfen sehr hilfreich.

Eine Patientin schreibt: »Ich bin sechzig und hatte schon mein ganzes Leben lang Asthma. Doch zum Glück stieß ich auf Herrn Baklayans »Asthmabuch«. Zuvor hatte ich hohe Dosen an Kortison nehmen müssen und dadurch einen deutlichen Lebensqualitätsverlust in meinem Alltag erlitten. Nachdem ich den Asthmazapper und das Parasitenreinigungsprogramm verwendet habe, muss ich die Asthmasprays heute kaum noch nehmen. Nachdem ich die Reinigungen durchgeführt habe, konnte ich auch vollkommen von den Antidepressiva, die ich seit nahezu fünf Jahren nahm, lassen. Die Entgiftung hatte insbesondere den Effekt, dass ich nicht mehr unter Nervosität und Ängsten leide. Weiterhin hat sich mein Schlaf gebessert. Das, um die gravierendsten Symptome zu nennen, unter denen ich litt. Außerdem habe ich den Eindruck, dass ich durch die neuen Trinkgewohnheiten und Entgiftungen immer gesünder werde.«

Krebs

Es ist das Verdienst von Frau Dr. Clark, die entdeckt hat, dass die parasitäre Belastung eine zentrale Rolle bei Krebs spielen kann. Mehr Informationen darüber erhalten Sie in dem Buch »Heilverfahren aller Krebsarten und Heilung aller fortgeschrittenen Krebsarten«. Natürlich ist der Zapper hier keineswegs als Möglichkeit der Krebstherapie anzusehen, aber die entsprechende parasitäre Belastung kann dadurch wirksam eingedämmt werden, so dass die anderen biologischen Therapiemaßnahmen gut anschlagen können.

Belastungen des zentralen Nervensystems

Belastungen des zentralen Nervensystems wie zum Beispiel Epilepsie, Parkinsonsyndrom oder andere Nervenerkrankungen können in manchen Fällen durch parasitäre Einflüsse und durch Umweltgifte hervorgerufen werden. Auch hier haben wir eine ganze Reihe von Patienten, die durch den Zapper eine Erleichterung ihres Zustandes erfahren haben und die Hilfe dieser Biofrequenzen nicht mehr missen wollen. Selbstverständlich muss hier intensiv an der Beseitigung der Parasiten und der Ausleitung von Umweltgiften, sowie am Aufbau des Stoffwechsels gearbeitet werden.

Wir können unter anderem von vier Epilepsiefällen aus der Praxis berichten. Bei zwei Fällen (Kleinkind), verschwanden die Anfälle gänzlich. Bei anderen wurde der Zustand stabiler und die Patienten konnten ihre antiepileptischen Mittel weitgehend reduzieren. Dies lässt den Schluss zu, dass zumindest manche Formen von Epilepsie mit einer Besiedlung von Parasiten im Gehirn, beziehungsweise deren Larven, zu tun hat. Hier sollte die Parasitenreinigung längere Zeit und sehr sorgfältig durchgeführt werden. Bei einem Baby, das fast täglich Anfälle hatte, reduzierten sich diese mittlerweile auf ein bis zwei Mal pro Monat und verlaufen in der Regel sehr mild.

Migräne und Kopfschmerzen

Es ist eine revolutionäre Entdeckung, dass bei Migräne-Patienten meist Strongyloiden (Fadenwürmer) gefunden werden. Ist dies der Fall, verschwinden die Migräneanfälle, sobald die Strongyloiden austherapiert sind. Wir haben diesbezüglich innerhalb von 3 Jahren Dutzende von Fällen dokumentiert. Kehrt die Migräne zurück, kann davon ausgegangen werden, dass eine neue Ansteckung geschehen ist. Hier bietet der Zapper seine dauerhafte Hilfe an – sowohl direkt therapeutisch, als auch im Sinne von Vorbeugung.

Menstruationsbeschwerden

Auch bei Menstrualbeschwerden ist ein Versuch mit dem Zapper vielversprechend. In den meisten Fällen sind Kindermadenwürmer, Spulwürmer oder Fadenwürmer beteiligt. Hier sollte man in den Intervallen zwischen zwei Zyklen beginnen und dann während der Menstruation intensiv, also zweimal täglich drei mal sieben Minuten, anwenden. Mehr Aufschluss über die Zusammenhänge von Umweltgiften, Parasiten und chronischen Erkrankungen erhalten sie im Buch »Parasiten – Die verborgene Ursache vieler Erkrankungen«.

Endometriose – ein interessanter Fall

Die Patientin war knapp 36 Jahre alt. Sie verlor jeden Monat so viel Blut, dass sie schon anämisch war und ständig Schmerzen hatte. Sie hatte eine unglaubliche Menge an Allergien und somit hatte ihr Arzt eine Totaloperation (Entfernung der Gebärmutter) empfohlen. Sie hörte von unserer Methode und ließ sich auf einen Versuch ein. Sie begann mit der Leberreinigung. Sie glaubte nicht, dass sich bei einer Endometriose etwas verändern könne. Aber wenn die Leberreinigung helfen könne, die Allergien zu verbessern, wäre das gut für sie, um die schulmedizinischen Behandlungen besser durchstehen zu können. Allerdings war sie nach den ersten Behandlungsterminen und nach der ersten Zapper-Sitzung zum ersten Mal schmerzfrei. Die Schmerzfreiheit dauerte an und brachte die Patientin dazu, die Operation zu verschieben und die restlichen Programme durchzuführen. Nachdem sich der Zustand weiter verbesserte und stabil blieb, sagte sie gegen das Anraten ihres Gynäkologen die Operation sogar komplett ab. Sie ist sehr froh, endlich schmerzfrei und ohne Blutungen zu sein. Besonders aber wurde sie vor dem Verlust ihrer Gebärmutter in jungen Jahren bewahrt.

Erhöhte Cholesterinwerte

Ein Patient schrieb: »Nachdem ich Ihr Buch ›Cholesterin-Schock und die Alternative‹ gelesen habe, führte ich die Leberreinigung durch. Zuvor war mein Cholesterin bei 270. Nach der Leberreinigung jedoch war es dann bei 183. Danke!«

Verstopfte Leber:	Leberreinigung
Parasiten in der Leber:	Lamblien, Spülwürmer

Fettlösliche Umweltgifte in der Leber (PCB)

Funktionsüberlastung durch Gärungsalkohole (übermäßiger Kohlenhydratkonsum)

Allergien

In einer zweijährigen Studie haben wir durch bioenergetische Testungen den Zusammenhang von Allergien und parasitären Belastungen systematisch an einigen hundert Patienten nachgewiesen. Mit einiger Sicherheit kann bestätigt werden, dass *jeder Allergiker parasitär belastet ist.* Parasiten verhindern, dass der Körper die bestehende immun-allergische Reaktion unterbrechen kann. In diesem Zusammenhang konnte genau festgestellt werden, welche Parasiten in Verbindung mit Fremdeiweißen eine Übersensibilität des Körpers hervorrufen. Um sich zunächst von der gröbsten Belastung zu befreien, ist auch hier der Zapper eine erste gute Hilfe für jeden Allergiker. Wichtig ist, die Regulationsblockaden auszuleiten und die Leberreinigung durchzuführen, wobei in schweren Fällen weitere Maßnahmen notwendig sind.

Eine andere Patientin berichtet, dass sie, nachdem sie die Parasitenreinigung gemacht hat, bereits in der ersten Woche weniger Blähungen hatte. Sie war durch diesen kleinen Erfolg so überrascht, dass sie weitermachte. Innerhalb von fünf Monaten hatte sie fast alle ihre Symptome, unter anderem ihre Allergien auf chemische Produkte und ihre Wetterfühligkeit, verloren.

Das Überraschende war auch, dass sie trotz regelmäßigen Sports bis dahin nicht abgenommen hatte, jedoch nach der Kur innerhalb von drei Monaten das überflüssige Gewicht verlor. Die Hautsymptome, unter anderem Akne, verschwanden ebenso, wie ihre Schlaflosigkeit und Kopfschmerzen. Nicht zu vergessen ist ihre wiedergewonnene Vitalität und Lebenslust.

Autoaggressive Erkrankungen

Bei autoaggressiven Erkrankungen wirkt bekanntlich jegliche Maßnahme, die das Immunsystem zu stärken versucht, schädlich auf den Körper, da sich das Immunsystem entweder autoaggressiv gegen den eigenen Organismus verhält oder das Immunsystem bei solchen Patienten kaum noch vorhanden ist. Hier sind die Ergebnisse beziehungsweise die Patientenberichte recht unterschiedlich. Manche haben durch diese Anwendung und die Befreiung von Fremdorganismen ihrem Immunsystem helfen können, andere haben dadurch eine sofortige Verschlechterung ihres Zustandes erfahren. Hier muss dann eine sehr individuelle Dosierung gefunden werden.

Es kann unter Umständen sein, dass bei solchen Patienten, die im Allgemeinen gewohnt sind, mit ihren Beschwerden umzugehen, zum Beispiel eine Zapper-Behandlung mit anfangs einmal 30 Sekunden ausreicht, um dann über Monate hinweg die Dosierung jeweils entsprechend langsam zu steigern. Es gibt eine einfache Faustregel: wenn es eine leichte Reaktion wie Müdigkeit, Durstgefühl, Schlappheit, angehende Kopfschmerzen gibt, ist dies positiv zu bewerten. Diese Reaktionen zeigen, dass hier Erreger abgetötet wurden und dass der Körper reagiert. Schwerere Reaktionen sind nicht in Kauf zu nehmen, da sie immer ein Zeichen dafür sein können, dass der Körper nicht mit den freigesetzten Giften fertig wird – dann sollte die Dosierung wieder herabgesetzt werden.

Ich empfehle dringend bei autoaggressiven Erkrankungen, zuerst die Hinweise über die Therapieblockaden sorgfältig zu lesen und durchzuführen. Dies führt oft zu erstaunlichen Ergebnissen.

Bei einem anderen Patienten wurde Lupus Erythematodes diagnostiziert. Es handelt sich hierbei um eine Autoimmunkrankheit mit sehr beeindruckenden Hauterscheinungen, die sehr schmerzhaft und ausgeprägt sind. Meist sind auch rheumatische Beschwerden an den Gelenken und Muskelschmerzen vorhanden. Wenn diese Krankheit den ganzen Körper befällt, sind die inneren Organe häufig ebenfalls betroffen. Diesem Patienten wurde gesagt, dass er nur Kortison und Schmerzmittel einnehmen könne und dass er in einigen Jahren daran sterben müsse. Er berichtet, dass er alle empfohlenen Maßnahmen durchgeführt hat: das Parasitenprogramm, eine Candidabehandlung und entsprechende Diät. Dann wurden die Amalgamfüllungen herausgenommen und die Schwermetalle lange ausgeleitet. Nach der Parasitenkur ging es bereits seinen inneren Organen, insbesondere dem Darm, wieder besser.

Er setzte die Parasitenkur weitere Zeit fort und die Schmerzen ließen immer mehr nach, so dass er seine Schmerzmittel weitgehend absetzen konnte. Die Nieren-, und vor allem die Leberreinigung brachten dann eine fortschreitende Verbesserung der Gelenkbeschwerden. Um keinen falschen Eindruck zu vermitteln, sei an dieser Stelle erwähnt, dass es natürlich bei Lupus keineswegs immer so einfach und nicht immer von einem solch beeindruckenden Erfolg gekrönt ist. Trotzdem ist eine Besserung durchaus möglich.

Diabetes

Ergebnisse zeigen, dass Diabetiker (bei insulinpflichtigen Patienten) durch diese Anwendung manchmal eine deutliche Verbesserung ihres Blutzuckerspiegels erfahren haben, so dass sie das Zappen nur unter ärztlicher Kontrolle oder Eigenkontrolle des Blutzuckers weiter durchführen durften. Unter Umständen muss der Insulinbedarf rapide reduziert werden, um nicht in die Gefahr einer Insulin-Überdosierung zu kommen.

13| Die Weiterentwicklung der Zapper-Therapie

Mikroströme: Eine Neue Dimension der Regulation

Mit Mikroströmen bezeichnet man Spannungen, die weit unter einem Volt liegen. In unserem Denken ist es schwierig sich von der Vorstellung zu lösen: »Viel hilft viel«. In der Biologie gilt dies aber selten, und die Wirkung kehrt sich sehr oft ins Gegenteil. Denken Sie an Hormon-Ausschüttungen, um nur ein Beispiel herauszugreifen, die richtige – winzige – Menge ist lebensnotwendig, mehr führt zu absoluten Katastrophen.

Bei meinen bioenergetischen Testungen fiel mir immer wieder auf, dass bei den unterstützenden Programmen, also in den sogenannten »Wohlfühl-Programmen der Harmonikalischen Schwingungen« extrem tiefe Spannungen (unter einem Volt) testeten.

Weniger war hier oft mehr.

Ich fing an mit Spannungen unter einem Volt zu arbeiten und war völlig überrascht, dass die Wirkungen zum Teil stärker waren als die üblichen 2,2 bis 15 Volt, die oft benutzt wurden. Daraufhin verwendete ich diese niedrigen Spannungen systematisch und war von den Ergebnissen völlig überrascht. Auch meine Patienten fühlten eine viel intensivere Wirkung als sonst.

Das Arndt-Schultz-Gesetz besagt: *»schwache Stimulierung hebt die physiologische Aktivität an, und sehr starke Stimulierung unterdrückt oder zerstört Aktivität«.*

In meinen Recherchen stieß ich dann auf folgende Arbeiten, die meine Testungen bestätigten:

In seiner wissenschaftlichen Arbeit mit dem Titel »The Effects of Electric Currents on ATP Generation, Protein Synthesis, and Membrane Transport in Rat Skin« findet Dr. Cheng Ngok, dass sich bei Strömen zwischen 50 und 1000 µA (Mikroampère) **die ATP Produk-**

tion um 500 Prozent erhöht (ATP ist, vereinfacht ausgedrückt, das Energieniveau der Zelle, wie Sie sich sicher aus dem Biologieunterricht erinnern).

Bei über 1000 Mikroampére bleibt die Produktion gleich, und
ab 5000 Mikroampére verlangsamt sich die Produktion leicht.
Bei Strömen über 5000 Mikroampére wirkt der Strom zerstörerisch...

Diese letzte Aussage entsprach meinen Beobachtungen, da ich in der Anwendung von elektrischen Clark- und Rife-Frequenzen in der Bekämpfung von Parasiten, Viren, Mykosen und Bakterien immer die maximalen Spannungen testete, während ich eine unglaubliche Wirkung der Mikroströme immer wieder in der Regulation, Heilungstendenz und Entgiftung beobachtete.

Bis jetzt war der niedrigste Spannungswert bei Zappern 1 Volt (genauere Messungen im Messlabor ergaben, dass der unterste Wert bei 1,3 Volt lag, trotz 1 Volt auf der Anzeige) also teilweise viel zu hoch. Der neue Diamond Shield Zapper IE ist so entworfen worden, dass er herunter regulierbar ist auf 0,1 Volt.

Die Lösung durch den Diamond Shield Zapper IE

Gerade im Bereich der Entspannung ist mit den entsprechenden Frequenzen eine tiefe Wirkung zu erzielen, die wir mit Intensitäten über einem Volt nicht erreichen konnten.

Deswegen ist der Diamond Shield Zapper IE der erste Zapper, der mit Recht als Entspannungs- und Wohlfühlgerät bezeichnet werden kann.

Wobble: Let's sweep it away!

Die Diamond Shield Zapper IE, also die neue Generation der Zapper können endlich das lang erwartete Wobbeln durchführen. Darauf warten wir alle seit Jahren vergeblich.

Was bedeutet Wobbeln? Es bedeutet, dass nicht nur eine bestimmte

Frequenz sondern ein ganzer Frequenzbereich abgespielt werden kann.

Welchen praktischen Nutzen haben wir davon? Nun nehmen wir zum Beispiel den Frequenzbereich eines Parasiten: wenn dieser zwischen, sagen wir, 404 000 und 409 000 Hertz ist, könnte man versuchen, ihn mit seinem Durchschnittswert von 406500 Hertz zu therapieren.

Eine zweite effektivere Methode wäre, einen Wobbel zwischen 404 000 und 409 000 Hertz zu erzeugen, um die ganze Palette dieses Parasiten abzudecken.

Eine weitere Möglichkeit ergibt sich daraus: wenn die Frequenz eines Meridians bei 72 Hz anfängt und bei 79 Hz aufhört, ist es oft effektiver, diesen gesamten Bereich zu wobbeln (oder zu sweepen, wie es manche nennen), um das System zu unterstützen, als nur eine einzige Frequenz zu erzeugen.

Wie Sie sich vorstellen können, sind die Anwendungsmöglichkeiten, die sich durch diese Technologie ergeben, endlos.

Erdung: eine moderne Notwendigkeit

Viel Zeit ist vergangen, seitdem unsere Vorfahren barfuß gegangen sind, also ständig auf eine natürliche Weise geerdet. Haben Sie auch schon öfters einen elektrischen Schlag bekommen beim Anfassen einer Türklinke? Das zeigt extrem hohe statische Ladungen, die Sie ständig mit sich tragen.

Haben Sie sich auch schon unglaublich wohl gefühlt, nachdem Sie sich länger ins Gras oder an den Strand gelegt, in einem See oder im Meer geschwommen, im Garten gearbeitet oder gespielt haben, und dann werden Sie plötzlich so müde und können es sich gar nicht erklären? Sie fühlen sich entspannt und wohl. Wenn Sie eine meditative Ader haben, fühlen Sie die Erd-Energie, wie sie in Ihnen hoch kriecht und sie auffüllt.

All dies sind nicht nur die schönen äußeren Eindrücke, die die Natur uns schenkt, wie wir es immer glauben, sondern das Ergebnis einer gründlichen Entladung, die wir dringend nötig hatten.

Als ich mich mit dem Thema befasste und mich durch meinen Zapper erdete, trat etwas für mich völlig überraschendes ein, ich wurde nach ca. einer Stunde so müde, dass ich mich ins Bett legen musste und erst einmal tief und fest einschlief. Morgens wachte ich völlig ausgeruht auf. **Ich hatte offensichtlich viel besser geschlafen** als gewöhnlich. Dieses Phänomen überraschte mich sehr, und ich beschloss, mich mit der Materie zu befassen.

Ich erfuhr dann, dass wir

1. einer großen statischen Elektrizität ausgesetzt sind, dadurch dass alle unsere Schuhe, Böden und Teerstraßen uns stets isolieren, und zwar Tag und Nacht.
2. wir sind ständig den elektromagnetischen Feldern unserer Umgebung ausgesetzt: dies kann man mit speziellen Messgeräten für Körperspannung und Messgeräten für elektrische Wechselfelder leicht nachweisen. Hier liegt der Durchschnitt für einen Menschen in seinen gewohnten Räumlichkeiten bei ca. 7,5 V Wechselfelder. Dies ist sehr hoch. Befindet man sich in der Nähe von elektrischen Geräten, habe ich schon 18 Volt gemessen! Höhere Spannungen bei Anhäufung von Geräten und ungünstigen Bedingungen sind nicht ausgeschlossen.

   Ich bin der Überzeugung, dass diese Spannungen schleichende langfristige Nebenwirkungen haben, wie es mir meine Versuche gezeigt haben.

   Erdet man sich, geht die Spannung immerhin sofort von ca. 7,5 Volt bis auf 3,5 Volt runter.

   Wiederholt man dieses Experiment im Garten, baut sich nur noch eine geringfügige Spannung auf. Erdet man sich dann auch noch, sinkt diese Spannung natürlich weiter. Es ist interessant zu bemerken, dass eine Rest-Spannung im Körper verbleibt.
3. Es baut sich außerdem noch »Atmosphären-Spannung« auf, und zwar im Bereich von 200 Volt /m. Das bedeutet, dass wenn Sie im ersten Stock eines Gebäudes wohnen, also ca. 4 Meter über dem Boden, Sie einer ständigen Spannung von 4 x 200, also 800 Volt ausgesetzt sind. Im 4. Stock sind das dann bereits 3200 Volt und im 8. Stock 6400 Volt. Tag und Nacht!

Dass dies alles ohne Wirkung auf unseren Organismus bleiben soll, ist nach gesunder Menschen-Logik unwahrscheinlich, um nicht zu sagen absurd.

Zwar nicht jeder, doch die meisten, denen ich empfahl, sich zuhause zu erden, berichteten über einen besseren und tieferen Schlaf.

Des Weiteren entdeckte ich selbst etwas völlig unglaubliches: wenn ich mich während des Zappens und danach erdete, konnte ich mit Leichtigkeit jede Erkältung kupieren, die im Anmarsch war. Dieses Phänomen beeindruckte mich immer wieder, und allein dafür war ich dieser Entdeckung dankbar. Die drohende Mandelschwellung und der Schleim verschwanden noch in derselben Stunde! So etwas hatte ich noch nie erlebt.

Patienten, die über ständigen Unruhe und innerliches Zittern berichteten, Symptome, die man ganz sicher im psychischen Bereich ansiedeln würde bis hin zur Verschreibung von Psychopharmaka, um dieser Unruhe zu entkommen, beruhigten sich sozusagen augenblicklich nach Ablauf des Diamond Shield Programms in Kombination mit der Entladung (Erdung). Es war unfassbar!

Bei einigen Fällen von rheumatischen Beschwerden, also mit entzündeten geschwollenen schmerzhaften Gelenken, beruhigten sich die Schmerzen sozusagen vor meinen Augen innerhalb einer Stunde nach Durchführung des Diamond Shield und der Erdung.

Für mich das Beeindruckendste war, dass bei den meisten meiner Krebs-Patienten, bei denen ich wöchentlich die Wachstumsrate des Tumors messe, um zu prüfen, ob diese zurückgeht, nach Durchführung des Diamond Shield und des FvE Chip driver, und einem längeren geerdet Bleiben diese Wachstumsrate dramatisch zurückgeht, bei einigen Patienten sogar auf Null. das bedeutet noch nicht, dass der Krebs geheilt ist, aber dass er (inklusive der Metastasen) nicht mehr wächst!

Allein dieses Thema würde noch viel mehr Forschung erfordern. Wenn dies stimmt, dann hat unsere Gesellschaft den direkten Einfluss des Stromverbrauchs auf unsere Gesundheit völlig unterschätzt. Schlussendlich ist denn die massive Vermehrung des Krebses und die rasant zunehmende kommerzielle Verwendung und Vermehrung des Stromverbrauchs nicht parallel gegangen? Eine spannende Frage.

Hier darf ich nochmals darauf hinweisen, dass einige Firmen im Internet Erdungs-Matten, -Laken, usw. anbieten, und dass wir diese sehr genau geprüft haben. Es stellte sich heraus, dass diese Artikel einen extrem hohen Widerstand aufweisen, der, meinen Experimenten nach, die günstige Wirkung der Erdung fast zunichte macht oder zumindest extrem verlangsamt.

Es wäre schade, wenn eine so viel versprechende Entdeckung deswegen wieder in Vergessenheit geraten würde.

Entladung und Aufladung

Ein Erklärungsmodell für das Ganze ist, dass wir durch die oben beschriebenen Umstände ständig durch positive Elektronen aufgeladen sind, diese wirken wie Radikale, also sehr negativ auf den Organismus, Gelenke und Immunsystem. Sie verbrauchen in uns stets Unmengen an Radikalfängern, die wir uns dann ständig zuführen müssen.

Durch Entladung (Erdung) können diese Elektronen abfließen, und das ganze System ist entlastet. Dadurch wirken Programme wie Diamond Shield und alle anderen viel intensiver, da jetzt Platz geschaffen wurde. Auf ein völlig überladendes System kann keine neue Information aufgespielt werden. Zuerst muss etwas gelöscht werden.

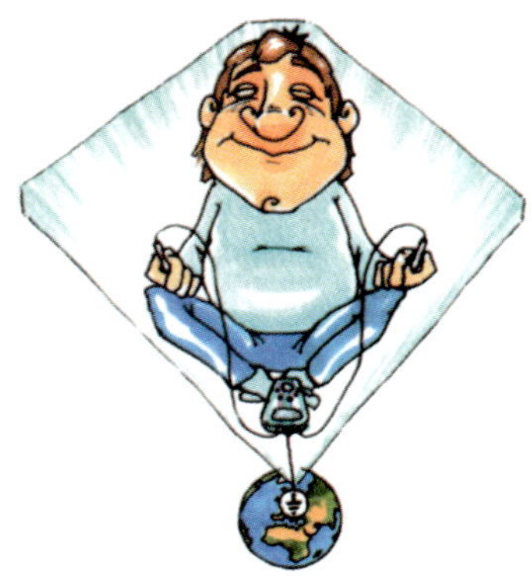

Ohne Erdung sollte man nicht zappen.

Anschließend sollte man geerdet bleiben (also die Elektrode in der Hand behalten) für bis zu eine Stunde. In dieser Zeit fließen sogenannte negative Elektronen von der Erde in den Körper. Diese haben eine günstige Wirkung auf den Organismus. Es ist so etwas wie die berühmte Erdenergie, von der die Esoteriker so gerne reden. Diese Energie kann man sich einfach anschließen, selbst wenn man im 10. Stock lebt.

Vorgehensweise

Einfach das Erdungskabel an den Diamond Shield Zapper anschließen (Zubehör) und den speziellen Erdungsstecker in die Steckdose stecken. Im Ausland sollte man sich einen entsprechenden handelsüblichen Adapter besorgen.

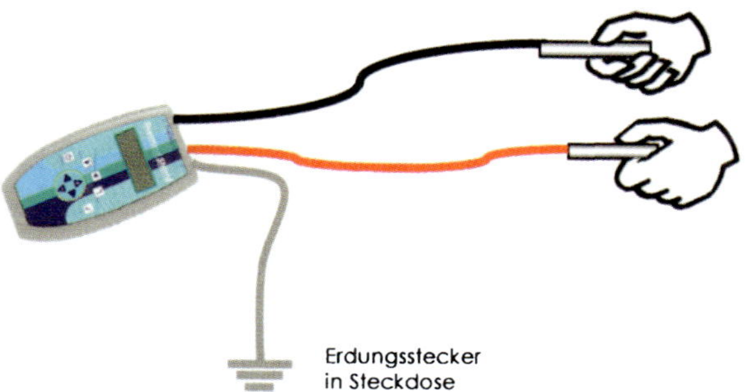

Achtung: Es handelt sich hierbei um einen Plastik-Stecker, der nur mit der Erdung Kontakt hat, Sie sind also nicht an die Stromleitung angeschlossen.

Prüfen Sie, ob Ihre Steckdose geerdet ist (durch Ihren Elektriker oder einen Steckdosenprüfer), sonst geht Ihnen ein Teil der Wirkung verloren.

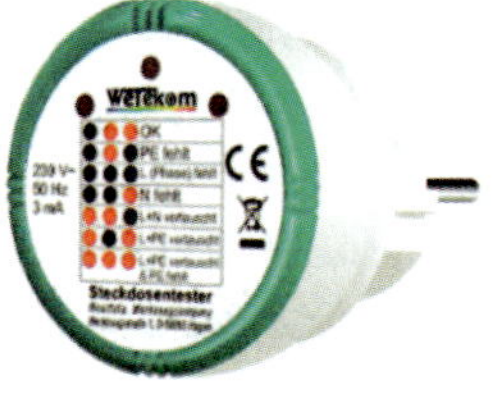

Hinweis:
Bei Gewitter sollte man nicht die Erdung anwenden.

Plate Zapping

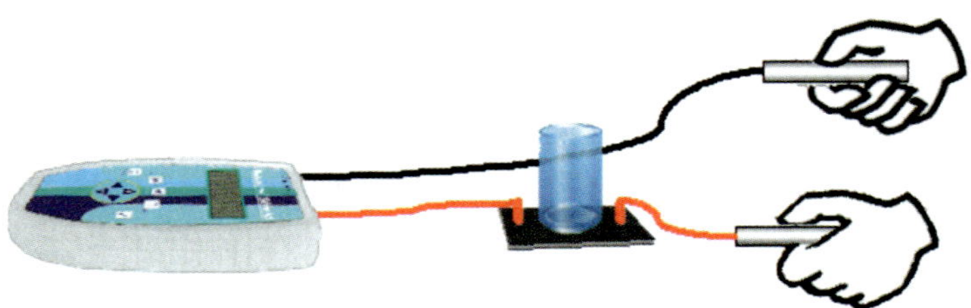

Eine entscheidende Weiterentwicklung in der Frequenz-Therapie war das Einführen des »Plate-Zapping« – das Zappen über Platten. Im Unterschied zum normalen »Zappen« wird beim »Plate-Zapping« in die zuführende Strombahn eine Metallplatte zwischengeschaltet.

Jedem Bastler ist es möglich, alles Notwendige für das Plate Zapping selbst herzustellen. Für den Bau eines Plate-Zappers genügt jede beliebige Metallplatte, die an die zuführende Strombahn angeschlossen wird.

Auf die Metallplatte werden Objektträger oder Ampullen platziert, auf die eingewirkt werden soll. Bei einer Behandlung gegen Spulwürmer beispielsweise verwendet man eine Ampulle, in der Informationen von Spulwürmern aufgeschwungen sind.

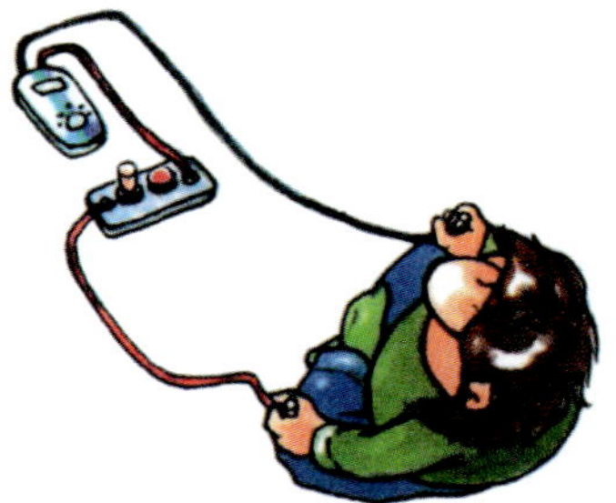

Unsere Testungen belegen, dass die Wirkung, die mit Plate-Zapping erzielt wird, um einiges stärker ist als beim normalen Zappen. Der Patient erfährt häufig eine sofortige Linderung seiner Beschwerden. Auch ist es mit dem Plate Zapping möglich, mehrere Belastungen gleichzeitig zu behandeln, indem verschiedene Ampullen auf der Platte platziert werden. Wir haben unter anderem auch schon Gewebe, auf das Einfluss genommen werden sollte (zum Beispiel Gewebe von Bronchien und Bronchiolen), auf die Platte gelegt und Erfolge registriert.

Bei Patienten, an denen Plate-Zapping-Anwendungen durchgeführt werden, erscheinen manchmal Würmer im Stuhl. Dies ist bezeichnend für die Wirkkraft dieses Verfahrens. Auch in der Praxis lassen wir die Informationen zuerst über das Trikombin-Resonanzgerät und dann erst über den zuführenden Strom vom Frequenzgenerator laufen. So erzielen wir eine zusätzliche Verstärkung der Therapie.

Plate-Zapping – eine revolutionäre neue Methode der Biofrequenz-Verfahren

Für das Plate Zapping gibt es bislang keine Erklärung. Wie ist es möglich, dass der Strom von Informationen beeinflusst wird, die sich auf der Platte befinden? Handelt es sich hierbei um ähnliche Faktoren wie bei der Bioresonanz-Therapie? Vielleicht haben entstehende Magnetfelder Einfluss. Fortschrittliche Physiker bieten verschiedene Erklärungsmodelle an. Schon ein Skizzieren dieser Theorien würde den Rahmen dieses Buches sprengen. Frau Dr. Clark spricht von der »Kapazität« der Platte als einer Art »stehender Welle«. Diese »stehende Welle« geht offenbar eine Beziehung zu einer ähnlichen Kapazität im Organ des Körpers ein und setzt so den Widerstand zwischen den beiden Kapazitäten gleich null. Ihre Interpretation mag den Vorgang veranschaulichen.

Weitere Forschungen sind aber notwendig. Aus der Praxis und unseren Testerfahrungen heraus kann aber mit Gewissheit gesagt werden, dass einerseits durch das Zappen ein verstärktes Resonanz-Phänomen auftritt (dies ist durch die Elektroakupunktur messbar) und sich andererseits zugleich deutliche Therapiereaktionen zeigen. Zum Nachweis für diese feinen Energien existiert einfach noch kein Messgerät. War ein Phänomen in der Vergangenheit nicht messbar, wurde an seiner Existenz gezweifelt. Sobald ein Messgerät entwickelt war, brach sich eine Lawine von Erkenntnissen und Erneuerungen ihre Bahn – so ähnlich wird es auch mit dem Phänomen des Plate-Zappings sein.

Die nötigen Objektträger können zum Teil bei verschiedenen Firmen für biologischen Bedarf erworben werden. Oft ist es schwierig, komplette Sets zu erhalten. Doch auch mit unvollständigen Sets lässt sich viel erreichen, wie Selbsthilfeberichte von Patienten zeigen.

Wird das Plate Zapping auf diese Weise verwendet, gibt es ein wesentliches Problem: wenn man versucht, Nosoden oder andere homöopathische Mittel damit auf den Patienten zu übertragen, kann nicht vermieden werden, dass auf den Ampullen anschließend auch diese Frequenzen eine Zeit lang eingespeichert sind. Natürlich lässt das im Laufe der Zeit nach, jedoch bleibt eine Zeit lang die Frequenz auf der Ampulle aufgeschwungen. Das bedeutet, dass ein Therapeut auf seinen Therapieampullen nicht mehr nur Informationen der Nosode hat, sondern auch die entsprechenden Frequenzen, die hindurch gelaufen sind. Dadurch werden diese Nosoden immer »unsauberer« und sind für die Anwendung in der Testung und Therapie nicht mehr geeignet.

Diesbezüglich bietet sich auch eine Lösung für Therapeuten, die das Plate-Zapping in der Praxis verwenden möchten. Es würde zu weit führen, diese hier zu erläutern. Dies wird im Rahmen meiner Seminare über den Diamond Shield Zapper und Frequenz-Generator nachgeholt.

Kombination von Mikroströmen, Wobbeln und Plate Zappen – die neue preisgünstige Bioresonanz

Durch all diese neuen Technologien, beziehungsweise deren Kombination ist es möglich eine preisgünstige Bioresonanz-Therapie durchzuführen. Die Mikroströme garantieren die bessere Übertragung der Informationen, das Wobbeln deckt größere Frequenzbereiche ab, so dass die Information möglichst komplett übertragen wird.

Es kann also jeder, der im Besitz eines Diamond Shield Zappers ist, eine Bioresonanz-Anwendung durchführen.

Therapie mit körpereigenen Säften

Allerdings kam ich dann auf die Idee, das Plate-Zapping-Verfahren mit körpereigenen Säften, nämlich Blut, Sputum, Harn und Stuhl im Sinne der alten Reiztherapie zu verwenden.

Die alte naturheilkundliche Reiztherapie basiert darauf, dass durch das Verwenden des eigenen Körpersaftes ein Reiz gesetzt wird und dieser Reiz dann zu einer tiefen Umstimmung des jeweiligen Systems führen kann. Ein bekanntes »Modeverfahren« waren die Eigenharntrinkkuren. Viele waren schon einmal bei einem Heilpraktiker und haben sich sogenannte Eigenblut injizieren lassen, das mit homöopathischen Nosoden wie Ameisensäuren und anderem gemischt war. Allergien und rheumatischen Beschwerden oder auch Schmerzen unklarer Herkunft ließen sich durch den dadurch gesetzten Reiz häufig umstimmen. Man lenkt sozusagen die Aufmerksamkeit des Körpers auf den jeweiligen Saft, dessen Inhaltsstoffe und auf den Ort, auf den dieser Saft appliziert wird.

Es ist fantastisch zu sehen, wie mit dem Plate-Zapping-Verfahren und den eigenen Körpersäften eine Therapie durchgeführt werden kann, die nicht weniger beeindruckend ist als die Umstimmungstherapie.

Grundlage der Umstimmungstherapie ist die Vorstellung der Informationsvernetzung aller Körpersysteme, insbesondere der Schleimhäute und der Körpersäfte. Schleimhäute des Körpers kommunizieren miteinander und speichern somit wohl auch sämtliche Informationen des Atemtrakts und Verdauungskanals in Form von Schwingungen. Wenn diese Schwingungen (Informationen) dann über das Zappen und zusätzlich über »Wobbeln« zur Therapie genutzt werden, kann hier eine breit gefächerte Reiztherapie durchgeführt werden. Bei Blut ist dieses Wirkungsspektrum noch intensiver, da dieses natürlich überall im Körper jeden Ort erreicht und kommuniziert. Ebenso werden im Blut wohl auch sämtliche Informationen und Störungen des Körpers gespeichert.

Bei Harn und Stuhl – beides sind Ausscheidungssäfte – sind alle Ausscheidungsgifte und Schlacken, die der Körper versucht loszuwerden, abgespeichert. Wenn diese nicht ausreichend ausgeschieden werden, so kann durch diese Reiztherapie die Aufmerksamkeit des Körpers darauf gelenkt werden. Dadurch werden die Ausscheidungen vermehrt. Bei Stuhl kommt noch hinzu, dass man nicht nur auf die Schlacken, sondern auch auf die Darmflora aufmerksam macht, also quasi auf alle Bakterien – sowohl die nützlichen als auch schädigenden. Sind die »freundlichen« Bakterien zu schwach, kann durch die Stimulierung und Reizung die Vermehrung derselben angeregt werden.

Das Plate-Zapping mit körpereigenen Säften ist eine tiefgreifende Maßnahme. Es ist nicht unbedingt nützlich, alle Möglichkeiten gleichzeitig durchzuführen, sondern die Anwendung und Reihenfolge, wie ich sie im Folgenden darstelle, auszuführen. Wie man an Hand der verwendeten Zeiten und Abständen sehen kann, kann die Anwendung viel stärker sein als das einfache Zappen. Deshalb ist zu empfehlen, sich an das vorgeschlagene Schema zu halten. Es ist, wie immer bei meinen Empfehlungen im Rahmen der Eigen- und Selbsthilfe, das Minimum einzuhalten, denn im Allgemeinen wird es fast immer gut vertragen. Sollten Sie jedoch keinerlei Effekte spüren, ist es Ihnen natürlich frei gestellt, allmählich die Zeiten zu erhöhen und die Abstände zu verkleinern.

Plate Zapping – so geht es!

Stecken Sie die Platte an den Zapper, so wie es im Bild aufgezeigt ist.

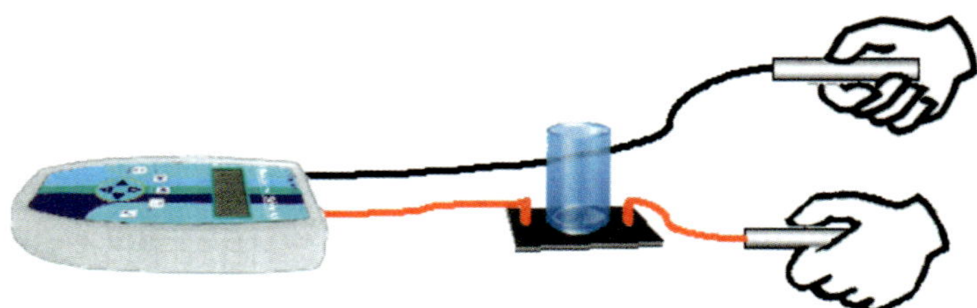

I. Umstimmungstherapie mit Sputum oder Blut

Durchführung mit Sputum

Geben Sie etwas Sputum in ein sauberes Glas und stellen Sie das Glas auf die Platte. Schließen Sie sich an den Zapper an und schalten Sie auf »Dauerzapp«.

Dauer der Anwendung: 2 Minuten 30 Sekunden,
Häufigkeit: alle vier Tage
Gesamtzeit: 28 Tage (sieben Wiederholungen)

Bei guter Verträglichkeit kann die Dauer der Anwendung langsam gesteigert werden.

Anwendungsbereich:
- Umstimmung des Immunsystems
- Aktivierung der Abwehr
- Verbesserung des Lymph-Flusses

Durchführung mit Blut

Entnehmen Sie mit einem Hämostylet einige wenige Tropfen Blut und geben Sie es in ein sauberes Glasgefäß mit 30%-igem Weingeist oder auf ein Bio-Kaffee-Filterpapier. Schließen Sie sich an den Zapper an und schalten Sie auf »Dauerzapp«.

Dauer der Anwendung: 2 Minuten 30 Sekunden,
Häufigkeit: alle vier Tage
Gesamtzeit: 28 Tage (sieben Wiederholungen)

Bei guter Verträglichkeit kann die Dauer der Anwendung langsam gesteigert werden.

Anwendungsbereich:
- Allergien
- Rheumatische Schmerzen
- Stoffwechselstörungen

II. Entgiftungstherapie mit Harn und Stuhl

Durchführung mit Harn

Geben Sie einige Tropfen Morgenurin in 30%-igen Weingeist. Schließen Sie sich an den Zapper an und schalten Sie auf »Dauerzapp«.

Dauer der Anwendung: 3 Minuten 30 Sekunden,
Häufigkeit: alle vier Tage
Gesamtzeit: 28 Tage (sieben Wiederholungen)

Bei guter Verträglichkeit kann die Dauer der Anwendung langsam gesteigert werden.

Anwendungsbereich:

- Allgemeine Entgiftung
- Anregung der Nierenfunktion
- Hauterkrankungen
- Rheuma und Gicht

Durchführung mit Stuhl

Entnehmen Sie mit einem Holzspatel oder Zahnstocher etwas Stuhl und geben ihn in ein sauberes Glasgefäß mit 30%-igem Weingeist. Schließen Sie sich an den Zapper an und schalten Sie auf »Dauerzapp«.

Dauer der Anwendung: 3 Minuten 30 Sekunden,
Häufigkeit: alle vier Tage
Gesamtzeit: 28 Tage (sieben Wiederholungen)

Bei guter Verträglichkeit kann die Dauer der Anwendung langsam gesteigert werden.

Anwendungsbereich:

- Allgemeine Entgiftung
- Darmerkrankungen jeglicher Art

Achtung:
Das Plate-Zapping wirkt sehr viel intensiver als normales Zappen. Daher sollten die beschriebenen Vorsichtsmaßnahmen verstärkt beachtet werden!

Plate Zapping- Erfolgsbeispiele

Eine meiner Mitarbeiterinnen wachte eines Morgens mit einer »dicken« Erkältung auf: völlig verschleimt, Augen gerötet, Lider geschwollen, Heiserkeit und Husten. Sie gab eine Probe vom dicken eitrigen Schleim in ein Glas, setzte es auf die Platte und zappte im Laufe des Tages zwei Stunden! Mit Vitamin C und Unterstützungstabletten Dermavital war die Erkältung in zwei Tagen völlig verschwunden.

Roman B.: Beginnende Grippe, starke Lungenbeteiligung, beginnendes Fieber, Plate-Zapping mit Sputum. 1. Sitzung: Dauerzapp 30 Minuten, Fieber kommt nicht durch, Husten wird leichter – Patient kann schlafen. 2. Sitzung: Dauerzapp 30 Minuten. Patient ist am nächsten Tag wohlauf. Zusätzlich wurde hochdosiert Vitamin C verabreicht.

Rosemarie B.: Starke allergische Reaktionen. Zugeschwollene Augen. Ansätze von Asthma. Platte-Zapping mit Sputum und Blut. Nach vier Sitzungen je 30 Minuten waren die Symptome weitestgehend verschwunden. Ungünstige Lebensführung erschwert die Behandlung.

Monika F.: Starke Akne. Plate Zapping mit Pustelinhalt (Blut, Eiter). Nach drei Sitzungen je 30 Minuten, wurden die Pusteln weniger und kleiner.

Dieter B.: Seit zwei Wochen stark verschleimte Lunge. Rasselund Pfeifgeräusche. Plate Zapping mit Speichel je 2x 40 Minuten. Beschwerden sind vollständig zurückgegangen. Zusätzlich wurde für zwei Wochen hochdosiert Vitamin C eingenommen.

Irene F.: Akuter grippaler Infekt. Starke Kopf- und Gliederschmerzen. Plate Zapping mit Speichel an zwei aufeinander folgenden Tagen je 30 Minuten. Die sehr ausgeprägten Symptome konnten um ca. 70% gemildert werden.

Asthmastatistik – Erfolge

Nach dem Erscheinen von »Das Asthmabuch« hat die Firma Derma-Vit ein halbes Jahr später an Patienten, die ein Asthmabuch und den Zapper mit Asthmachip gekauft hatten, einen Fragebogen geschickt. Man wollte erfahren, wie die Behandlung abgelaufen ist und ob sich die Beschwerden gebessert haben. Die Behandlung des Asthmas ist in drei Phasen aufgebaut:

- für die leichten Fälle lediglich das Zappen,
- für mittelschwere Fälle das Zappen aller Parasiten, die in Frage kommen – zusätzlich die Plate-Zapping Anwendung.
- Für die besonders schwierigen Fälle: das Plate-Zapping plus die Einhaltung der entsprechenden Diäten.

Die Ergebnisse aus dieser Umfrage ergaben folgende Statistik: selbst bei der einfachsten Anwendung des Zappers wurde in 70% aller Fälle zumindest über eine Besserung aller Symptome berichtet. Über 50% der Anwender haben ihre Sprays und Kortisonmittel reduzieren können.

Die wenigen, die keinen Erfolg hatten, kamen selbst zu der Erkenntnis, dass hier schwere Blockaden vorliegen, wie zum Beispiel chronische Stirnhöhlenentzündungen, die zuvor in Angriff genommen werden müssen, um dann wieder die Behandlung fortzusetzen. Auffällig war, dass wenige Selbsthilfepatienten bereit waren, auch die kompletten Anwendungen mit Diät, Ausleitung usw. langfristig durchzuführen. Hier wird deutlich, wo der Rahmen der Selbsthilfe überschritten wird und die Behandlung doch lieber in die Hände eines kompetenten Therapeuten gelegt werden sollte.

Statistiker werden beanstanden, dass diese Aufstellung mit Sicherheit nicht 100% korrekt geführt werden konnte, da Patienten beteiligt waren, die noch nicht die Zeit hatten, sich mit der Vorgehensweise auseinander zu setzen, die es noch nicht angewendet oder nach kurzer Zeit aus psychologischen Gründen abgebrochen und daher wahrscheinlich gar nicht auf den Rundbrief geantwortet haben.

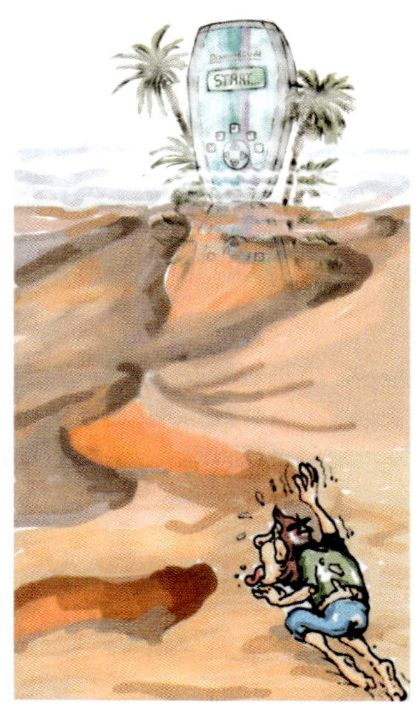

Daher musste man diese Kategorien ausschließen. Dennoch kann man zuversichtlich sagen, dass bei all den Patienten, die den Zapper wirklich anwenden und einige der Grundmaßnahmen durchführen, der Erfolg und die gesundheitlichen Verbesserungen deutlich sind, und dass es schon alleine aus diesem Grund lohnt, hier weiter zu machen. Ich kann stets wieder betonen, dass, falls Sie nicht völlig gesund sind, Sie sich mit diesem Zustand nicht abfinden sollten. Auch wenn es etwas Zeit und Mühe kostet, sollten Sie sich mit diesen einfachen Ideen auseinandersetzen: Ausscheidungswege freimachen, Regulationsblockaden aus dem Körper ausleiten, Parasiten mit dem Zapper und der Parasitenkur entfernen.

Geben Sie sich erst dann zufrieden, wenn Sie eine deutliche Vitalitätszunahme und Gesundheitsstabilisierung erfahren.

Wenn man all dies weiß, gibt es heutzutage keinen Grund, auf einen Gesundheits- oder Wohlfühlzustand zu verzichten, was bedeuten würde, sich von Tag zu Tag und von Monat zu Monat durch das Leben hindurch schleppen zu müssen.

14| Harmonikalische Schwingungstherapie nach Baklayan

Harmonik-Lehre nach Pythagoras

Der wahre Grund meines Interesses für die Frequenz-Therapie vor über 18 Jahren war meine damalige Auseinandersetzung mit den harmonikalischen Gesetzmäßigkeiten von Pythagoras. Dabei geht es um die Harmonik-Lehre nach Pythagoras.

»Harmonik« hat seine Wurzel in dem Verbum, das man mit »fügen und ordnen« übersetzen kann. Ordnung, gefügt aus Ton und Zahl, ausfließend in eine Harmonie der Welt (Kosmos), entspricht dem ursprünglichen Begriff der Harmonik, so wie ihn Pythagoras und seine Nachfolger konzipiert haben.

Die Grundidee von Pythagoras ist:
»Das gesamte Weltall ist Harmonie und Zahl.«

Hier muss man berücksichtigen, dass das griechische Wort Harmonie (αρμονία) gleichzeitig die Oktave bedeutet, also das musikalische Intervall, welches, sich von der Tiefe bis zur Höhe immer wiederholend, alle Töne enthält.

Die Pythagoräer führten ihre Untersuchungen hauptsächlich mit einem Instrument namens Monochord durch, auf dem eine oder mehrere Saiten gespannt waren, die ähnlich einer Gitarre eingestellt werden konnten. Danach konnte man Stege frei bewegen und die verschiedenen Längen nachmessen.

Experiment

Man kann mit einem Monochord folgendes Experiment durchführen: wir setzen einen Steg irgendwo unter einer Seite. Dann zupfen wir die Seite rechts und links davon und bewegen den Steg, bis wir auf beiden Seiten den gleichen Ton haben. Dieser Ton ist dann vom Grundton dieser Seite ausgehend derselbe Ton eine Oktave höher.

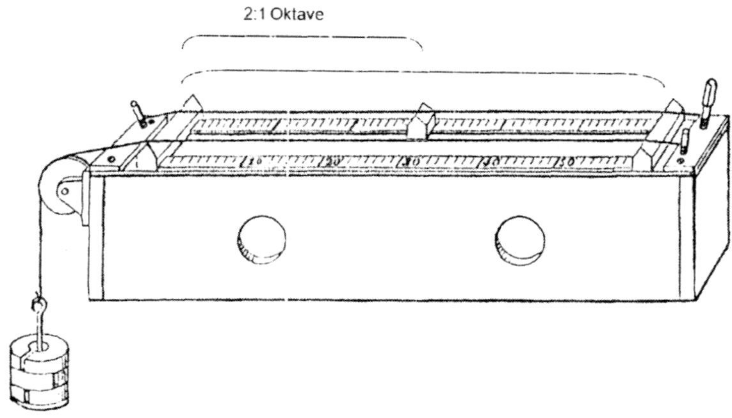

Jetzt messen wir die Distanz nach rechts und links, und wenn wir »richtig gehört haben« haben wir die Länge der Grundseite in genau zwei gleiche Teile halbiert.

Natürlich kann man – und das ist sehr wichtig zu verstehen – dieses gleiche Experiment in der umgekehrten Reihenfolge ausführen, das heißt: eine Seite durch Messung in zwei Hälften halbieren, um dann durch Anzupfen festzustellen, dass wir die obere Oktave des Grundtons heraus bekämen.

Natürlich ist es auch so, dass wenn die ursprüngliche Seite mit einer Frequenz von 400 Hz schwingt, die halbe Seite eine Oktave höher, also mit 800 Hz schwingt. **Es gibt also eine Reziprozität von Seitenlängen und Frequenz.**

Man muss sich hier ruhig einen Moment Zeit nehmen und etwas betrachten, das meines Wissens einmalig ist, nämlich *eine genaue Entsprechung zwischen einem wissenschaftlichen mathematischen Verhältnis und einem Sinnesorgan.*

Wir sind alle in einer Welt aufgewachsen, in der das Sinnesorgan als etwas sehr Subjektives gilt, nach dem Motto: »Es liegt im Auge des Betrachters«, und plötzlich entdecken wir, dass das Hören fähig ist, eine genaue Gesetzmäßigkeit zu erkennen.

Es genügt an dieser Stelle zum weiteren Verständnis der *Harmonikalischen Frequenztherapie nach Baklayan,* wenn wir uns folgende Tatsache vergegenwärtigen, die übrigens jedem Musikinstrumentenbauer bekannt ist, da alle Musikinstrumente auf diesen mathematischen Verhältnissen aufgebaut und hergestellt werden:

Genau wie das Verhältnis von 1 zu ½ die Verdoppelung der Schwingungszahl bedeutet und daher die gleiche Note der nächsten Oktave spielt, so bestehen alle übrigen Intervalle innerhalb einer Oktave aus solchen mathematischen Verhältnissen:

So ist zum Beispiel das G in Bezug auf C bei einem Drittel der Seitenlänge zu finden, also das Verhältnis eins zu drei – 1/3.

Alle übrigen Töne bestehen auch aus solchen mathematischen Verhältnissen.

Tabelle von Intervallen

Intervall	**Oktave**	**Quinte**	**Große Terz**	**Kleine Terz**	**Quarte**	**Kleine Sext**	**Große Sext**	**Ganzton**
Frequenzverhältnis	2:1	3:2	5:4	6:5	4:3	8:5	5:3	9:8

Es war – wie gesagt – diese Auseinandersetzung, die ursprünglich mein Interesse für die Resonanztherapie erweckte.

Mein Grundgedanke all diese Jahre war, dass auch der Körper mit all seinen Meridian-Systemen und Organen auch in ihren Funktionen aus solchen Verhältnismäßigkeiten bestehen müsste.

Die unglaublichen Möglichkeiten der Frequenztherapie haben mich dann zunächst in eine ganz andere Richtung geführt, wie die Geschichte es beweist, doch habe ich diesen ursprünglichen Gedanken nie völlig vergessen.

Im Übrigen wird dieser Grundgedanke von den Pythagoräern und verschiedenen anderen Schulen sehr unterstützt.

Wie Sie wissen, kam dann ein erster Durchbruch in dem Feststellen von Meridiangrundfrequenzen durch Aufhebung des Zeigerabfalls. Daraus entstammt das Diamond Shield Programm.

Einige der Frequenzen aus dem Diamond Shield Programm waren so sicher und effektiv, dass ich sie als Basis meiner Betrachtungen nehmen konnte.

Bei der Betrachtung dieser Frage, die mich schon seit fast 20 Jahren bewegt, fiel mir eines Tages etwas auf, das so einfach war, dass ich mich hätte ohrfeigen können, dass es mir nicht früher aufgefallen war, nämlich zwei Tatsachen die mir schon längst bekannt waren:

1. dass es zwölf Haupt-Meridiane gibt
2. dass es innerhalb einer Oktave 12 Töne gibt wenn man die Halbtöne dazu zählt.

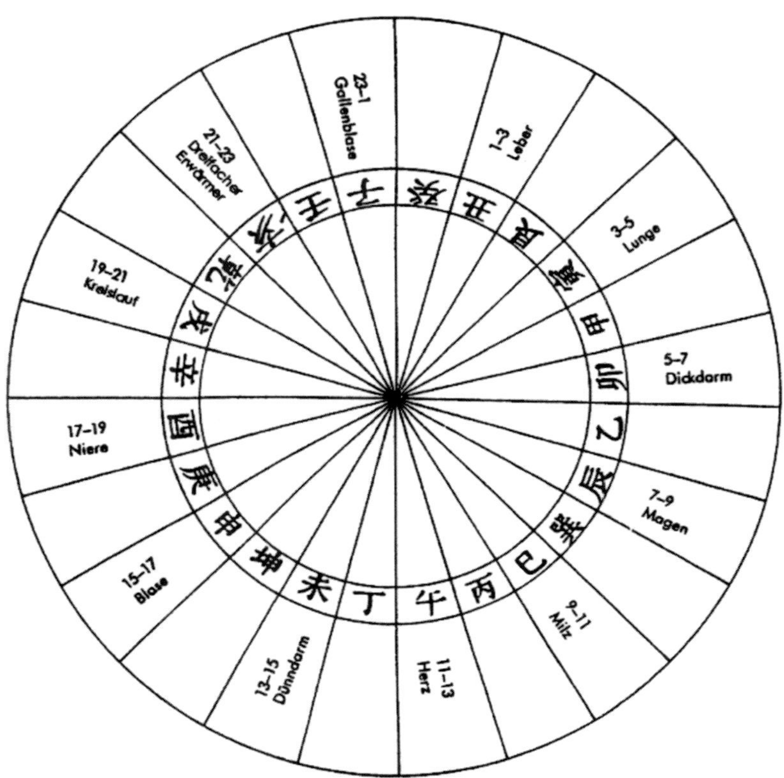

Wie Sie sich vorstellen können, musste ich dieses Wissen nur noch zusammenfügen, und ich erhielt dadurch eine erste Tabelle. Anschließend war es ein Leichtes, durch jeweilige Halbierung und Multiplizierung alle Ebenen vom Kleinsten bis zum Höchsten zu definieren.

Des Weiteren weiß man in der chinesischen Medizin seit Jahrtausenden, dass der Energiefluss von einem Meridian in den nächsten einer exakt festgelegten Reihenfolge folgt. Dies ist im Westen vor allem durch die chinesische Organuhr bekannt.

Dann musste ich bei den Meridianen die Frequenz des Anfangspunktes und die des Endpunktes definieren, so dass ich das Frequenzspektrum eines jeden Meridians festlegen konnte.

Sie können sich jetzt die Aufregung vorstellen, die ich erlebt habe, als sich mir dieses System offenbarte und alles so wunderbar zusammenpasste.

Ich bemerkte an verschiedenen Beispielen, dass Meridiane von einem Anfangspunkt bis zu einem Endpunkt in einem gewissen Spektrum schwingen und dass sich der Endpunkt sehr nahe an dem Anfangspunkt des nächsten Meridians in der Organuhr oder Energiefluss befindet. Manchmal gibt es sogar Überlappungen. Das ergibt sich durch die mathematischen Berechnungen.

Nachdem ich die Tabelle der Meridianfrequenzen zusammengestellt hatte, die 25 Ebenen definiert, fand ich heraus, dass jede dieser Ebenen in sich ein komplettes Anwendungssystem für das Wohlsein des Menschen beinhaltet:

- Psychosomatische-Ebene
- Vegetative Ebene
- Steuerungs-Ebene
- Organ-Ebene
- Organ-Entgiftungs-Ebene
- Meridian-Ebene
- Chakren-Ebene

usw.

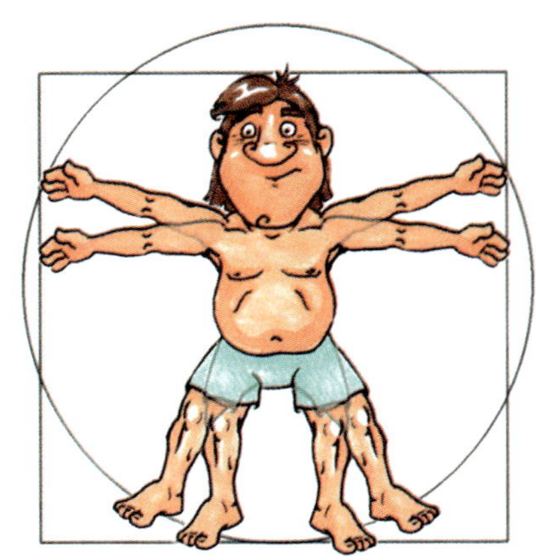

Anwendungsmöglichkeiten

Eine Möglichkeit wäre die Regulation für jeden Anfangs- und Endpunkt, oder einfacher das ganze Spektrum eines Meridians zu wobbeln.

Eine weitere Möglichkeit wäre, eine komplette Oktave zu wobbeln, so dass eine komplette Ebene angeregt wird.

Es wäre auch noch möglich, von jeweils einem Meridian den Anfangspunkt sämtlicher Ebenen anzusprechen.

Schon allein die aufgezählten Möglichkeiten sind Schwindel erregend und eröffnen völlig neue Dimensionen. Es entsteht hier ein komplett neues System des Regulierens, Entgiftens, Prävention und Schutz.

Alle im Diamond Shield Zapper integrierten Unterstützungsprogramme und Chipcards basieren auf den Harmonikalischen Frequenzen von A. E. Baklayan.

15| Diamond Shield Professional: Anwendungsmöglichkeiten

Spezifische Frequenztherapie für Therapeuten

Eine Behandlung mit dem Diamond Shield Professional zur gezielten Bekämpfung von parasitären, bakteriellen und mykotischen Belastungen, sowie eine Behandlung mittels der erweiterten Möglichkeiten (Sweep, Mikroströme, Impuls Entladung, Plate Zapping und Umstimmung der Allergene) ist sinnvoll. Alle Behandlungsweisen zu kombinieren ist ebenfalls möglich.

Der Diamond Shield ist mit den neuesten technischen Möglichkeiten ausgestattet. Die folgende Aufzählung vermittelt Ihnen einen Überblick über die Funktionsweise und die Vorteile.

Sie sind inzwischen mit den Theorien von Frau Dr. Clark vertraut und wissen, dass jedes Bakterium, jede Mykose beispielsweise eine untere und eine obere Frequenz besitzt. Alles Lebende strahlt nicht nur eine Frequenz aus. Spulwürmer beispielsweise schwingen zwischen 404 und 408 Kilohertz. Wie unsere Nachforschungen gezeigt haben, gibt es noch viel mehr Frequenzen, in denen die lebenden Organismen schwingen. Denken Sie nur an die Oberwellen der Grundfrequenzen! Um möglichst alle Frequenzen zu erfassen, war die Lösung, das Gerät hin und her wobbeln (sweepen) zu lassen. Wobbeln bedeutet also, dass das Gerät in bestimmten Abständen Frequenzen hin und her schwenkt.

Indem wir das Gerät so einstellen, dass zwischen 404 und 408 Kilohertz hin und her geschwenkt wird, erzielen wir eine effektivere Therapie als mit einer mittleren Frequenz. Man kann auch gezielt bestimmen, in welcher Geschwindigkeit hin und her gewobbelt wird und in welchem Zyklus dies geschieht. Das Gerät stellt sich automatisch auf positiven Offset (und nicht Sinus-Welle) ein. Frau Dr.

Clark bestätigte unabhängig von mir diese Beobachtungen und riet Patienten, beim Zappen nicht unter der Nulllinie Strom zu erzeugen, sondern nur im positiven Bereich zu bleiben.

Ein weiterer Vorteil ist, dass man die Intensität (Spannung in Volt) individuell einstellen kann. Ein Parasit, der mit einer bestimmten Spannung, zum Beispiel fünf Volt, behandelt worden ist und nicht mehr testet, kann durchaus bei einer geringeren Spannung, zum Beispiel bei zwei Volt, noch testen. Wir führten bei einigen Asthma-Patienten, die gerade einen schweren asthmatischen Anfall hinter sich hatten, systematisch diese Anwendung durch. Zehn Minuten lang wurde normal gewobbelt, anschließend noch einmal jede Spannungsintensität getestet, zum Beispiel 8 Volt, 10 Volt, etc. Wir bekamen immer noch eine Resonanz. Nach weiteren zehn Minuten berichteten Patienten, dass sie eine Erleichterung verspürten. Frau Dr. Clark hat des öfteren behauptet, dass Parasiten nach 3, 7 oder 3 x 7 Minuten verschwunden sind. Ich habe anderes feststellen können und weise deshalb darauf hin, dass Testungen mit veränderter Voltzahl den gleichen Parasiten wieder aufzeigen können. Mit anderen Worten, sie sind nur eingedämmt.

Solange Therapeuten sich diese Erkenntnis nicht zunutze machen, werden sie immer wieder enttäuscht sein, dass Parasiten oder andere Erreger in kürzester Zeit wieder auftauchen, da sie in Wirklichkeit nie vollständig austherapiert waren.

Menschen stecken sich täglich neu mit Parasiten an

Die Frequenzen aller Parasiten, Mykosen und Bakterien können nacheinander abgespeichert werden, so dass der Patient selbständig und ohne Beisein des Therapeuten, seine Behandlung fortführen kann. Er kann ausruhen, schlafen oder eine Zeitung lesen. Ist die Behandlung abgeschlossen, schaltet sich das Gerät automatisch ab. Natürlich sind in dem Frequenzgenerator bereits alle Frequenzen von Frau Dr. Clark und Herrn Dr. Rife eingespeichert. Sie sind abrufbar. Die spezifische Frequenzbehandlung in Kombination mit dem Plate Zapping oder der Bioresonanz ist eine unschlagbare Kombination, die sehr erfolgversprechend ist. Der Diamond Shield Professional und das Trikombin können durch ein speziell eingebautes Modul die jeweilige Frequenz auf einen Chip aufspeichern, die der Patient zu Hause mit seinem Diamond Shield Zapper IE ablaufen lassen kann! Die speziell von mir verwendeten Geräte haben noch weitere Anwendungsmöglichkeiten, um die Therapie zu beschleunigen und die Effektivität zu erhöhen.

Parasiten sind schwer zu therapieren. Sind sie geschwächt, scheinen sie weniger aktiv, dennoch sind sie vorhanden. Dies zeigt sich immer wieder, wenn Patienten ihre Therapie abbrechen und sich dann drei Monate später in der Praxis zurückmelden. Die Testungen weisen die gleichen Ergebnisse auf wie zum Zeitpunkt der Erstaufnahme. Das bedeutet, dass Parasiten, die ja auch nur versuchen zu überleben, sich regenerieren. Anders sieht es aus, wenn wir Patienten mit einer Umweltgiftbelastung, die auch ihre Therapie vorübergehend abbrachen, testeten. Waren bereits 80 Prozent der Umweltgifte ausgeschieden, so verlief die restliche Therapiephase schneller, die Patienten waren bald zu 100 Prozent entgiftet.

Als Ausnahme gilt, wenn Patienten mit den entsprechenden Umweltgiften in ihrem Alltag konfrontiert sind. Auf Parasiten und Mykosen trifft diese Beobachtung nicht zu. Wenn Patienten eine Parasitentherapie vorzeitig abbrechen, erholen sich die Parasiten in kürzester Zeit. Daher bin ich auch nicht der Ansicht, dass wir ein homöopathisches Bild des Parasiten testen können, obwohl dies möglicherweise in einigen Fällen zutreffen kann. In den meisten Fällen testen die tatsächlichen Parasiten oder die Larven.

Das Ähnlichkeitsprinzip wird von manchen Gegnern der Clark-Theorie verfochten. Ich kann deren Meinung nicht teilen, da meine Beobachtungen wiederholt gezeigt haben, dass sich Parasiten von einer Therapie erholen können. Bei einigen Patienten, die die Geduld hatten, eine Therapie bis zum Ende durchzuhalten, wurde in einem Beobachtungszeitraum von fünf Jahren jährlich erneut getestet. Bei diesen Patienten stellte sich heraus, dass lediglich 20 Prozent der Parasiten wieder testbar waren. Dies bedeutet, dass die Patienten einerseits eine Neigung hatten, sich immer wieder mit den gleichen Parasiten anzustecken, sie andererseits jedoch ihren Körper, ihr

Immunsystem und ihr inneres Milieu durch eine gründliche Therapie stärken konnten.

Das Immunsystem des Menschen kann sich normalerweise gegen eine parasitäre Besiedelung zur Wehr setzen. Ich erinnere an dieser Stelle daran, dass in früheren Zeiten in jeder Tradition und in jeder Religion Fastenzeiten und Reinigungsrituale ein- bis zweimal jährlich durchgeführt wurden, bevorzugt im Frühjahr und im Herbst. Diese Reinigungsrituale und Fastenperioden beinhalteten oft eine Therapie gegen Parasiten.

Der Frequenzgenerator hat seinen Höhepunkt der Vielfältigkeit erreicht, nachdem wir ein Modul eingebaut hatten, das jedem Therapeuten ermöglichte, die Chipcards für jeden Patienten individuell zu speichern.

Möglichkeiten für Therapeuten

Ein befreundeter Kollege, Heilpraktiker Wiede aus dem Raum Rosenheim, hat eine weitere Anwendungsmöglichkeit entdeckt, die hier für Therapeuten nicht unerwähnt bleiben soll. Er kam auf die Idee, die Einmal-EKG-Elektroden der Kindergröße Blue Sensor (Praxis Discount) an beide Enden des Zappers zu stecken und damit die verschiedenen Akupunkturpunkte, beziehungsweise Meridiane, damit zu durchfluten. Das ist für jeden Freund der Elektroakupunktur oder Meridiantherapie ein wahrer Fundus.

Hier einige der dokumentierten Fälle, denen gemeinsam ist, dass zunächst die üblichen Therapiemaßnahmen durchgeführt wurden und der Zapper erst dann hinzugefügt wurde, wenn

- die Behandlungsfortschritte zum Stillstand kamen oder nicht stabil blieben
- Einzelbeschwerden gesondert weiter bestanden.

Dadurch lässt sich der Effekt der Zappertherapie relativ gut von den übrigen Behandlungseffekten abgrenzen. Zur Anwendung kam der Diamond Shield IE in der Stufe »Dauerzapp«. Verwendet wurden

Klebeelektroden aus der EKG-Technik auf ausgewählten Akupunktur- Punkten (bilateral). Die Indikationsstellung ist im Folgenden immer unter dem Punkt »Problem« beschrieben.

I) Patientin F. F., 76 Jahre

Diagnose / Beschwerden: Muskelrheuma, Durchblutungsstörungen, Diskusprolaps mit peripherer Neuralgie, neurovegetative Erschöpfung.

Therapie: Entsäuerung und Nervenstärkung mit Lympholact, Acid. sarcolacticum, Nervoregin, Akupunktur der WS, Ausleitung mit sanften Nierenmitteln und Blutegeltherapie, Sanumtherapie.

Problem: Unter dem Einfluss von Kälte und Stress (Familie!) kam es stets zu starken Durchblutungsstörungen und Muskelverkrampfungen, vor allem der unteren Extremitäten. In den letzten Jahren entwickelte sich gleichzeitig eine multiple Allergiebereitschaft, die bisher sehr erfolgreiche Anwendungen wie zum Beispiel Neuraltherapie unmöglich machten, ebenso wurden die meisten Oralia nicht mehr vertragen.

Anwendung: Punktelektroden bilateral zunächst auf Ga 30, alle drei Tage 10 Minuten auf 20 Minuten steigernd, ab dem 5. Mal auf Ga 31 (alles ca. Stärke 8).

Erfolg: Die Anwendung konnte bei dieser hochempfindlichen (tapferen und kooperativen!) Patientin ohne die sonst zu befürchtenden Überreaktionen durchgeführt werden. Das Gehen, das sehr beschwerlich war, besserte sich ab der dritten Anwendung zusehends, die Beine wurden leichter, die Gehstrecke viel länger. Der Erfolg hält auch nach drei Monaten noch an. Die geheime Hoffnung bezüglich der Ischiasneuralgie erfüllte sich allerdings nicht!

II) Patientin O. F., 34 Jahre

Diagnose/Beschwerden: Allgemeine Abwehrschwäche seit Jahren mit rezidivierenden Blasenentzündungen, Mykosen, Sinusitiden, Darmdysbiose, häufige Antibiotikatherapie.

Therapie: Eigenblut, Sanumtherapie, Symbioselenkung, Orthomolekulartherapie, Kuhmilchverbot, Mykosetherapie.

Problem: Die langwierige Behandlung (extrem lange Vorgeschichte) war zum Glück sehr erfolgreich. Ein akutes Sinusitisrezidiv konnte gut aufgefangen werden, hinterließ aber eine chronische Schleimabsonderung mit Laryngitis mit teilweisem Stimmverlust.

Anwendung: Punktelektroden bilateral auf Di 4. Von Beginn an starkes Prickeln (bei Stärke 1!). Nach 5 Minuten beginnende Eingenommenheit des Kopfes (wie betrunken), daher Abbruch.

Erfolg: Daheim abends starkes Fieber und etwas Nasenbluten. Fieber am nächsten Tag weg, Schleimstraße und Laryngitis verschwunden! Noch abgeschlagen mit Druckgefühl in Nierengegend. Phönix Solidago behebt auch dieses. Danach sehr gutes allgemeines Wohlbefinden.
P.S.: Fieberreaktion auf Anwendung an Di 4 bei prädisponierten Patienten möglich. Ausleitung wichtig!

III) Patientin T. N., 52 Jahre

Diagnose/ Beschwerden: Pluriglanduläre Insuffizienz, Dysthyreose mit nervösem Herz, massive Dysbakterie, diverse Nahrungsmittelunverträglichkeiten, familiärer Kummer.

Therapie: Leberreinigung, Bitterstern, Symbioselenkung, Ernährungsplan, Strophactiv, DS Akut Frontal

Problem: Unter den häufigen Zuspitzungen der familiären Probleme kam es zu starken Beschwerden, mit Herzarrhythmien, Globusgefühl, Atemenge und depressiver Verstimmung.

Anwendung: Klebeelektroden bilateral auf H 3. Zunächst 2,5 Minuten mit zwischengeschalteter Plate mit Eigensputum, dann noch 12,5 Minuten ohne Plate (Stärke 7). Alle sieben Tage Wiederholung, Plate auf drei Minuten gesteigert, Restzeit auf 20 Minuten.

Erfolg: Bereits nach erster Anwendung war freies Durchatmen wieder möglich, das Herz beruhigte sich. Interessanter Nebeneffekt: Die sehr empfindliche Verdauung war für einige Tage wesentlich stabiler und gegenüber verschiedenen Lebensmitteln toleranter!

IV) Patientin Q. S., 80 Jahre

Diagnose / Beschwerden: Starke Übersäuerung mit multiplen Beschwerden, vor allem im Bereich der Zwischenwirbelgelenke und der Füße, Durchblutungsstörungen, chronische venöse Insuffizienz, Schwindel

Therapie: Orthomolekular, Venenpräparate, Neuraltherapie, Sanumtherapie

Problem: Die erwähnten Verhärtungen im Bewegungsapparat machten unter anderem eine freie Beweglichkeit der HWS (Rotation, Beugung, nach oben sehen) zunehmend unmöglich. Dazu kamen starke Verspannungen im Schultergürtel.

Anwendung: Klebeelektroden bilateral auf DE 15 20 – 25 Minuten, (Stärke 8) in wöchentlichem Abstand.

Erfolg: Bereits nach der ersten Anwendung deutliche Abnahme der Schmerzen im Trapezius und freiere Beweglichkeit des Kopfes. Dieser Effekt nahm mit jeder Behandlung noch zu und blieb auch im Intervall bestehen. Die Hoffnung auf ein gleichzeitiges Nachlassen des Schwindels hat sich jedoch nicht erfüllt.

V) Patient N. G., 48 Jahre

Diagnose/Beschwerden: Seit Jahren hohe Infektanfälligkeit mit rezidivierenden Sinubronchitiden und verzögerter Rekonvaleszenz, Darmdysbakterie

Therapie: Spenglersan- und Sanum-Therapie, Symbiose-lenkung, Colon-Hydrotherapie

Problem: Trotz einer deutlichen Stabilisierung der Widerstandskraft und Konditionsverbesserung, kam es an einem Tag nach einer Unterkühlung zu einem Rückfall mit Krankheitsgefühl, Frösteln und starker Eingenommenheit des Kopfes (frontal). Da der Arbeitstag noch bevorstand, versuchten wir, den Infekt rasch abzufangen und das Allgemeinbefinden zu bessern.

Anwendung: Klebeelektroden bilateral auf DE 15/25 Minuten, (Stärke 8)

Erfolg: Noch während der Anwendung berichtete der Patient erstaunt, dass sich der Kopf klärte und das Allgemeinbefinden deutlich besserte. Nach Beendigung fühlte er sich eindeutig besser. Er konnte ohne Probleme seinen Arbeitstag bewältigen. Der Effekt hielt 48 Stunden an, bis weiter behandelt werden konnte und ließ sich zu einem anderen Zeitpunkt wiederholen.

VI) Patient C. H., 77 Jahre

Diagnose/Beschwerden: Beidseitige mäßig ausgeprägte Hüftarthrose, Blockade des rechten Iliosacralgelenks mit Ausstrahlung in Leisten und Oberschenkel

Therapie: Entsäuerung, Schröpfen, Neuraltherapie, segmentale Injektionen mit Zeel, Arthrose Eplx, Acid. Sarcolaclicum.

Problem: Trotz sehr guter Fortschritte kam es unter stärkeren Belastungen (Gartenarbeit, Kälte) immer wieder zu Verschlechterungen.

Der von seiner Konstitution her stark untergewichtige Mann (Typ »Knochen und Sehnen«) neigt im Alter natürlich zur Austrocknung, auch der Gelenke.

Anwendung: Klebeelektroden bilateral auf Ga 30/25 Minuten, Stärke 8.

Erfolg: Deutliche Stabilisierung der Therapiefortschritte auch unter Belastung. Behandlungsintervalle konnten immer weiter ausgedehnt werden, schließlich beschwerdefrei.

VII) Patient U.K., 57 Jahre

Diagnose/Beschwerden: Arthritis psoriatica, Muskelrheuma, Methotrexat- und Schmerzmittelmedikation.

Therapie: Entsäuerung und Ausleitung, Spenglersantherapie, Thymus- Therapie, Symbioselenkung.

Problem: Die allgemeinen Bewegungsschmerzen besserten sich rasch und die starken Medikamente konnten reduziert werden. Als relativ hartnäckig erwiesen sich die schmerzhaften Verspannungen im Schultergürtel (Büroarbeit) sowie die Entzündung und Schwellung der Ringfinger (Drei-Erwärmer!).

Anwendung: Klebeelektrode parallel auf DE 15/25 Minuten, Stärke 10

Erfolg: Deutliches Nachlassen der Schulter-Nacken-Verspannung zunehmend mit jeder Sitzung (alle sieben Tage). In den betroffenen Fingern Rückgang (nicht völliges Verschwinden) von Schmerzen, Hitzegefühl und Schwellung, leichter Rückgang der Steifigkeit.

VIII) Patient T. K., 11 Jahre

Diagnose/Beschwerden: Asthma bronchiale, Abwehrschwäche

Therapie: Spenglersan-Therapie, Kuhmilch- und Weizenkarenz, Symbioselenkung, Sanum-Therapie, Homöopathie

Problem: Geringe Kooperationsbereitschaft des Patienten (Süßigkeitsbeschränkung, Medikamenteneinnahme) und der stark rauchende Vater stellten den Therapieerfolg immer wieder in Frage. So kam es trotz des Rückgangs der asthmatischen Belastung immer wieder zu hartnäckigen bronchitischen Beschwerden mit Dauerhusten bei relativ geringer Verschleimung.
Anwendung: Zunächst Manschettenelektroden an Handgelenken mit Plate und Sputum 2,5 Minuten alle vier Tage (Stärke 5), ab der 8. Sitzung Klebeelektroden bilateral 2,5 Minuten auf Di 4 mit Plate und Sputum, anschließend noch 12 Minuten ohne Plate (einmal wöchentlich).

Erfolg: Deutlicher Rückgang vor allem des nächtlichen Reizhustens. Dies und die Halbierung des Asthmaspray-Verbrauchs ist angesichts der schwierigen Bedingungen als Erfolg zu werten.

IX) Patientin P. B., 33 Jahre

Diagnose/Beschwerden: Seit Jahren ausgeprägtes HWS-Syndrom mit Diskusprolaps und Ausstrahlung im Arm.

Therapie: Baunscheidt-(blutig) Schröpfen, Neuraltherapie, Homöopathie

Problem: Ja nach Stress und Witterung Verschlimmerung der Beschwerden, Therapieerfolg nie von langer Dauer.

Anwendung: Punktelektroden bilateral zunächst 10 Minuten auf Bl 11 (Stärke 6). Angenehmes Gefühl, aber keine Verbesserung der Beweglichkeit. Daher Übergang für weitere 10 Minuten auf DE 15, (Stärke 6).

Erfolg: Nach kurzer Zeit das Gefühl, dass »etwas in der HWS arbeitet« (etwa auf Höhe der Blockade). Am Ende der Sitzung an dieser Stelle ein deutliches Pochen. Die Punkte DE 15, die zu Beginn der Behandlung eine Energieleere aufgewiesen hatten, zeigten sich jetzt deutlich aktiver. Daher sofort beidseitig an DE 15 blutige Schröpfung mit großer Erleichterung und Besserung der gesamten HWS.

X) Patientin I. N., 33 Jahre

Diagnose / Beschwerden: Seit zwei Wochen latenter Infekt mit leichten Halsschmerzen, Schnupfen, Krankheitsgefühl, ausgeprägter Lymphatismus.
Therapie: Sanum-Therapie, Spenglersane, Symbioselenkung, Immunstimulierende Injektionen (Eukalisan, Grippheel, Engystol)

Problem: Das familiäre Umfeld mit ebenfalls ständig kränkelnden und anstrengenden Kindern und einem über den Kopf wachsenden Haushalt, sowie die ausgeprägte neurolymphatische Konstitution hatten zu einer Blockade »nicht ganz krank, aber auch nicht gesund« geführt. Mittel, die früher sofort ansprachen, brachten nicht den erhofften Umschwung.

Anwendung: Punktelektroden bilateral auf Di 4 / 10 Minuten (Stärke 5)

Erfolg: Kurz darauf Fieberreaktion und Lyse mit beginnender starker Sekretion der Nebenhöhlen. Leider keine Möglichkeit der Schonung, sodass sich später die rechte Maxilla zusetzte und nach einigen Tagen vergeblicher Lösungsversuche kurzzeitig antibiotische Hilfe in Anspruch genommen werden musste.

Schlussbemerkung

Die Anwendung des Zappers auf ausgewählte Punkte ist stärker, spezifischer und manchmal überraschend in der Wirkung, daher für Laien nicht zu empfehlen. Probleme tauchten immer dann auf, wenn die stimulierten Energien auf Grund organischer Widerstände (Abflusshindernisse, Nervenkompressionen, akute Entzündungen) keinen Durchfluss fanden. Dann mussten Hindernisse beseitigt und Ausleitungsmaßnahmen durchgeführt werden, um Komplikationen zu vermeiden und die Wirkung freizusetzen.

Der Diamond Shield Professional kann natürlich mit dem Plate-Zapping und der Reiztherapie mit körpereigenen Säften nochmals kombiniert werden und wird dadurch zu einem wirklich vielfältig einsetzbaren Gerät in der Praxis.

16| Weitere Erfolgsberichte
Patientenberichte über Erfolge

Diese Aussagen sind entweder in der Praxis mündlich mitgeteilt oder als Briefe entgegengenommen worden. Wir haben die Inhalte auf das konzentriert, was für den Leser interessant ist. Es sind typische und markante Beispiele dabei, die wir täglich erleben. Diese Berichte bedeuten natürlich nicht, dass für die gleichen Krankheitsbilder automatisch auch die gleichen Ergebnisse bei anderen Patienten erreicht werden.

Thema Leber

»Ich habe Hepatitis A und B und eine Leberzirrhose, was mir seit vier Jahren bekannt ist. Ich verwende täglich den Zapper und die Parasitenreinigung. Außerdem habe ich sämtliche Entgiftungsmaßnahmen von Herrn Baklayan durchgeführt. Weiterhin habe ich auch meine ganzen Amalgamfüllungen herausnehmen lassen und nach Testungen verträgliche Materialien wieder einsetzen lassen. Eine Nierenreinigung habe ich auch nach den Empfehlungen im Buch »Parasiten- die verborgene Ursache vieler Erkrankungen« gemacht. Bevor ich zu alldem kam, hatte man mir prognostiziert, dass ich Interferon sowie andere chemische Lebermittel mein Leben lang einnehmen müsste.

Ich war bettlägerig und konnte bereits einige Tage nach der Verwendung des Zappers wieder aufstehen und spazieren gehen.«

Thema Haut

Ein Patient schreibt: »Nachdem ich das Buch von Herrn Baklayan gelesen habe und den Zusammenhang zwischen Askaris, Kuhmilch, Neurodermitis und Asthma verstanden habe, habe ich mich gefragt, ob das auch für mein Hautekzem, das ich auf meinem Bein hatte, zutreffen könnte.

Die ersten Versuche mit Zapper, Parasitenreinigung, Darm- und

Nierenreinigung brachten keinen Erfolg. Schließlich versuchte ich aber die Askarisreinigung mit der Papainkur und hohe Dosen an L-Cystein – dreimal zwei Kapseln am Tag. Außerdem habe ich zweimal täglich ozonisiertes Olivenöl auf die Ekzeme gerieben. Es dauerte nochmals ca. drei bis vier Wochen, bis der Juckreiz aufhörte und die Ekzeme komplett verschwanden. Das L-Cystein setzte einige Entgiftungssymptome frei, die ich in meinem Gesamtzustand einige Tage bemerkte, bis sie dann nachließen«.

Nächster Bericht: »Ich begrüße Sie. Ich hatte Colitis Ulcerosa, wobei mir weder ein Arzt noch ein Therapeut in den letzten fünfzehn Jahren helfen konnte. Erst nachdem ich die verschiedenen Entgiftungsprogramme von Herrn Baklayan durchgeführt, sowie den Zapper täglich verwendet habe, hat die Colitis aufgehört, sich auszubreiten und ging sogar so weit zurück, dass die Blutungen vollkommen nachließen. Weiterhin setzte ich nach und nach meine Medikamente ab. Es ist wirklich ein Wunder, dass mir diese Methode über den Weg lief«!

Nächster Fall: »Eigentlich wollte ich die Selbsthilferatschläge von Herrn Baklayan lediglich mal ausprobieren und war dann sehr überrascht, dass ich schon durch eine Zapper-Parasiten- und Nierenreinigung viel besser schlafen konnte, was ich anfangs gar nicht mit einer Krankheit in Zusammenhang gebracht habe. Jetzt fühle ich mich viel vitaler.

Jedoch traue ich mich nicht an die Leberreinigung, da ich eine Aversion gegen das Öl habe. Aber alleine die Parasitenreinigung hat meine zeitweilige Verstopfung, sehr effektiv beeinflusst, woran mehrere Therapeuten bis heute gescheitert sind«.

Weitere Patientenberichte

Eine Mutter berichtet, dass ihre Tochter Warzen an den Händen hatte und dass die schulmedizinischen Behandlungen nicht anschlugen, sodass die Warzen ständig wieder kamen. Sie kaufte den Zapper und ließ ihre Tochter das klassische Clark-Programm (drei mal sieben Minuten mit 20 Minuten Pause) durchführen. Sie verwendete zusätzlich die Nieren- und Leberreinigung und nach acht Wochen waren die Warzen komplett verschwunden. Auch ihre eigene Gesundheit verbesserte sich durch die Verwendung des Zappers und der Parasitenkur.

Wie typische Regulationsblockaden fallen

Ein Patient berichtet sehr beeindruckend: »Nachdem ich über 15 Jahre lang, wie man so schön sagt, in Saus und Braus gelebt habe, ohne jemals auf meine Gesundheit zu achten und auch nicht an die Konsequenzen zu denken, hat es mich dann schließlich mit 45 Jahren eingeholt. Die Anzeichen meines Körpers habe ich nicht beachtet, sodass die Anzahl der Beschwerden immer mehr zunahm. Es ging los mit hohem Blutdruck, Herzbeschwerden, einer zunehmende Müdigkeit; auch Schmerzen traten in kleinen Gelenken auf, Darmunregelmäßigkeiten machten sich bemerkbar. Es wurde immer schlimmer, vor allem, weil mein Gewicht immer mehr wurde.

Zum Glück habe ich diese Art der Reinigung und Therapie gefunden. Als ich sie durchführte, habe ich mich in kurzer Zeit wieder so gefühlt, wie seit Jahren nicht mehr.

Allerdings kamen nach und nach die Beschwerden wieder und deswegen musste ich dann doch in Therapie. Die Tests mit der Elektroakupunktur zeigten, dass sich PCB, Metalle und Formaldehyd angesammelt hatten. Deshalb kam der endgültige Durchbruch nicht und ich konnte keine stabile Gesundheit erlangen. Als ich aber das in Angriff nahm, die Tropfen zur Ausleitung einnahm und die Kur wiederholte, fühlte ich wieder den Unterschied und diesmal war der Erfolg bleibend. Ich glaube, dies hat wirklich mein Leben gerettet und einen Dank hier an alle Therapeuten, die das durchführen«.

Ein weiterer erstaunlichen Bericht von einer Patientin, dass sich, nachdem sie den Zapper sehr intensiv zwei bis dreimal am Tag benutzt hat und alle Kuren durchgeführt hat, vieles in ihrem Zustand verbessert hat, unter anderem auch, dass sie 14 Kilo verloren hat und das innerhalb von vier Monaten und sich dadurch energetisch natürlich wieder sehr wohl fühlt. Sie hat allerdings auch alle Haushaltsprodukte und Kosmetika ersetzt, indem sie darauf geachtet hat, dass sie alkoholfrei und frei von Isopropylderivaten sind und keine Paraffine enthielten. Ihre Kopfschmerzen sind bei weitem weniger geworden und ihre Gelenke schmerzen nicht mehr. Die Haut hat sich insgesamt gebessert.

Im Übrigen haben wir schon öfters von Anwendern gehört, die in Malariagebieten arbeiten und dort den Zapper verwenden. Man stelle sich vor, was ein solch kleines Gerät, wenn es bei Malaria funktioniert, in einem Gebiet, in dem Menschen kein Geld haben, alles bewirken könnte. Es wurde uns berichtet, dass, wenn man gleich mit dem Zapper 24 Stunden nach dem Auftreten der ersten Malaria-Symptome, am besten sogar bei Verdacht nach dem Stich der Mücken, die Malariasymptome wieder kurieren könne. Dies ist jedoch etwas, was noch weiterer Nachforschungen bedarf.

Ein Patient berichtet: »Nachdem ich gezappt und die Parasitenkur durchgeführt habe, habe ich mit der Leberreinigung angefangen und es ist absolut unglaublich, was dabei herauskommt.

Ich wollte am Anfang gar nicht hinschauen und ich kann es bis heute nicht glauben. Ich bin inzwischen bei meiner 16. Leberreinigung und es kommen immer noch grüne gallertartige Konglomerate raus. Ich weiß wirklich nicht, wo das alles in meiner Leber Platz hatte. Ich kann Ihnen sagen, dass ich mich um zehn Jahre verjüngt fühle«.

Ein wirklich beeindruckender Fall ist der einer Frau, die mit 74 Jahren alle Kuren, Reinigungen und den Zapper anwendete. Ihr Mann berichtete mir, dass sie vorher fast pflegebedürftig war. Sie hatte kaum Kraft zu kochen, selbst das Fleisch musste ihr geschnitten werden, das heißt, sie hatte keine Energie und sie hatte offensichtliche Denkschwierigkeiten.

Nachdem sie alle Reinigungen und das Zappen gemacht hat, besucht sie wieder Kurse an der Volkshochschule. Sie macht wieder Hausarbeiten und sieht aus, als ob sie 10 oder 20 Jahre jünger wäre. Es ist wirklich erstaunlich, was dieses Programm alles bewirken kann.

Eine Krankenschwester berichtete, dass, nachdem sie die Nierenreinigung gemacht hatte und diese wohl einen extrem günstigen

Einfluss auf ihre Nebenniere hatte, ihre Unterzuckerung sowie ihre Müdigkeit nachließen. Sie konnte jetzt wieder ihrer stressigen Arbeit nachgehen, ohne ständig erschöpft zu sein. Dies besserte sich weiter, nachdem sie die Leberentgiftung und danach die Leberreinigung machte. Es war bei ihr ein Epstein-Barr-Virus diagnostiziert worden und den hielt sie mit regelmäßigen Zapper-Anwendungen in Schach.

Nahrungsmittelallergien nehmen immer mehr zu – und deshalb auch die Anzahl der betroffenen Patienten. Es ist oft so, dass sich diese Allergie im Laufe der Jahre auf immer mehr Nahrungsmittel ausdehnt, so dass die Patienten irgendwann nur noch Reis und einige Sorten Gemüse zu sich nehmen können.

Ich werde eine Patientin nie vergessen, die sich in einem solchen desolaten Zustand befand. Diese machte von sich aus, nachdem sie mein Buch gelesen hatte, sofort die Leberreinigung und konnte ihren Augen nicht glauben, wie viele Steine bei der ersten Reinigung heraus kamen. Sie wiederholte die Reinigung, wobei Tausende von Steinen herauskamen. Genauso wie sie im Laufe der Zeit immer weniger Nahrungsmittel vertragen hatte, begann sie nun immer mehr Nahrungsmittel besser zu vertragen, bis schließlich alle Allergien verschwanden.

Patientenbericht: »Ich habe nach dem regelmäßigen Zappen und nach 12 Leberreinigungen eine unglaubliche Zunahme an Vitalität verspürt und zum ersten Mal wieder ohne Schlaftabletten schlafen können. Es ist absolut unglaublich, was diese Methode bewirkt«.

Anderer Fall: »Nachdem ich den Zapper regelmäßig verwendet und die ganzen Reinigungsmaßnahmen und auch die Umweltgifte ausgeleitet, sowie die Leber- und Nierenreinigung durchgeführt habe, kann ich sagen, dass ich eine enorme Verbesserung aller meiner Gesundheitsprobleme erfahren habe. Meine Allergien sind fast weg, vor allem schmerzen meine Gelenke nicht mehr. Weiterhin habe ich weniger Aufstoßen und dementsprechend fühlt sich mein Magen natürlich entspannter. Es ist schon unglaublich«.

Ein weiterer Fall: Ein Mann, der mit äußerlichem Lupus, also mit Hauterscheinungen (z. B. gerötetem Gesicht) herumläuft. Nachdem er gezappt und die Kombination von Walnuss, Wermut und Nelken verwendet hatte, klärt sich seine Haut immer mehr. Natürlich ist er dankbar, hierbei einen Lichtblick für seine Erkrankung zu sehen.

Ein interessanter Fall, der typisch ist: Es geht um einen Patienten, der unter einer Leberzirrhose litt und deshalb als Alkoholiker abgestempelt wurde, obwohl er keinen Tropfen zu sich nimmt. Nachdem er die ganzen Reinigungen durchgeführt hat, vor allem die Leber- und Nierenentgiftung, wobei buchstäblich Dutzende von großen Steinen herauskamen, weiterhin den Zapper und die Parasitenkur durchführte und vor allem die Aflatoxine und Isopropylalkohol aus seiner Umgebung entfernte, normalisierten sich seine Leberwerte wieder völlig.

Dieser Fall zeigt im Grunde genommen gut die Zusammenhänge zwischen Leberverstopfung, Aflatoxinen und Isopropylalkohol.

Bericht von einer Patientin mit Fibromyalgie, die uns mitteilte, dass sie ihre schwere Fibromyalgie durch osteopathische Methoden und den Chi Kung Übungen in den Griff bekommen hat, jedoch nur soweit, dass sie beschwerdefrei war. Die Schmerzen und die Spannungen waren latent immer da, insofern, dass sie immer nach ein paar Tagen bereit waren, zurückzukommen. Sie hatte auch schon verschiedene kleine Entgiftungsmaßnahmen durchgeführt. Erst als sie dann mit dem Zappen anfing, gingen die Symptome bereits nach der ersten Woche völlig zurück. Das bedeutet, dass sie, auch wenn sie die Übungen nicht mehr täglich machte, keinerlei Schmerzen mehr bekam.

Sie machte dann mit der Leberentgiftung und der Leberreinigung weiter und war ganz erstaunt, wie viele Steine aus ihrer Leber kamen. Natürlich wurde auch die Parasitenkur durchgeführt und sie empfiehlt dieses Programm mittlerweile all ihren Tai Chi und Chi Kung Schülern.

Eine weitere Patientin berichtet, dass, nachdem sie täglich gezappt hat und dreimal die Papainkur durchgeführt hat, die Schmerzen in ihrer Hüfte, die sie seit Jahren hatte, verschwanden. Anschließend ließ sie alle Metallfüllungen aus dem Mund entfernen und fing mit den Amalgamausleitungen und Entgiftungen an. Dies führte dazu, dass ihre Sinusitis und ihre Kopfschmerzen aufhörten. Zusätzlich hatte sie danach die Parasitenkur gemacht. Durch die Leberreinigung und die Entgiftungsmaßnahmen hat sie etwa 15 Kilo abgenommen und fühlt sich jetzt großartig.

Fibromyalgie bei einer Frau, die seit zwei Jahren enorme Schmerzen hatte. Sie fing mit der L-Cystein- und der Papainkur, sowie Aloe Vera an. Bereits nach eineinhalb Wochen ließen die Schmerzen deutlich nach, und drei Wochen später hörten sie ganz auf. Das war vor allem für ihren Mann absolut unglaublich.

Ein **Asthma**patient, der bereits sein ganzes Leben lang Asthma hatte und inzwischen sechzig war und hohe Dosen an Kortison nehmen musste, berichtete, dass er, nachdem er das Asthmabuch gelesen hatte, sich den Zapper kaufte und die Parasitenkur machte. Seitdem hat er kaum noch den Asthmainhalator verwendet. Das Schöne daran ist, dass er auch nach der Leberreinigung und den Entgiftungsprogrammen nicht mehr seine Antidepressiva, die er schon seit Jahren einnahm, nehmen musste und sich inzwischen wieder wie ein gesunder normaler Mensch fühlt.

Psoriasis (Schuppenflechte) ist eine der am schwersten zu therapierenden Erkrankungen. Selbst in unserer Praxis erreichen wir nach Monaten nicht immer den 100%-Erfolg. Daher auch dieser Bericht einer Frau um die 40, die seit 20 Jahren unter Schuppenflechte litt. Nachdem diese alle Behandlungsmaßnahmen durchgeführt hatte (allerdings hat sie auch eine Pilzdiät während ihrer Zeit eingehalten), war ihre Schuppenflechte vollkommen geheilt. Während dieser Selbstbehandlung verschwanden auch schlimme Kopfschmerzen, die sich gerne in Migräne steigerten, welche sie fast ihr ganzes Leben lang hatte.

Prostatabeschwerden

Ein Patient hat, nachdem ich ihm erklärt hatte, dass ein Zusammenhang zwischen einer latenten Trichomonadeninfektion und Prostatabeschwerden bestehen könne, auf eigene Faust die ganzen Reinigungen und das Zappen durchgeführt. Nachdem auch Schwermetalle in der Prostata getestet wurden, hatte er nicht nur die übliche Schwermetallausleitung gemacht, sondern er wurde auch darauf hingewiesen, nicht mehr in Metallpfannen zu kochen, sondern nur noch in Keramiktöpfen. Sein Zustand verbesserte sich so, dass er, statt zuvor vier Mal pro Nacht aufzustehen, um Wasser zu lassen, gar nicht mehr aufstehen musste. Nach dem Körperreinigungsprogramm verbesserte sich seine Prostatafunktion merklich.

17| Literaturhinweise

Baklayan, A. E., »Parasiten – die verborgene Ursache vieler Erkrankungen«, Goldmann-Verlag, 1999
Baklayan, A. E., »Cholesterin: Schock und die Alternative – die Baklayan-Methode«, Dr. Clark Zentrum, 2001
Baklayan, A. E., »Asthma«, Michaels Verlag, 2012
Baklayan, A. E., DVD »Blutparasiten«
Baklayan, A. E., Krebs, Arbeits- und Therapieheft
Barry Lynes, »The Cancer Cure That Worked«, Biomed Publishing Group, 1987
Clark, Dr. Hulda R., »Heilung ist möglich«, Dr. Clark Zentrum
Daunderer, Max, »Gifte im Alltag«, C. H. Beck
Will, Reinhold D., »Geheimnis Wasser«, Droemer Knaur, 1993

Quellenangaben zu Kapitel 8

Wellman N, Fortun SM, McLeod BR, »Bacterial biofilms and the bioelectric effect«, Antimicrobial Agents and Chemotherapy, Sep 1996
Wattanakaroon W, Stewart PS, »Electrical enhancement of Streptococcus gordonii biofilm killing by gentamicin«, Archives of Oral Biology, Feb 2000
Jass J, Lappin-Scott HM, »The efficacy of antibiotics enhanced by electrical currents against Pseudomonas aeruginosa biofilms«, Antimicrobial Agents and Chemotherapy, Dez 1996
Costerton JW, Ellis B, Lam K, Johnson F, Khoury AE, »Mechanism of electrical enhancement of efficacy of antibiotics in killing biofilm bacteria«, Antimicrobial Agents and Chemotherapy, Dez 1994

Bernd Sures, Gabi Jürges, Horst Taraschewski, »Relative concentrations of heavy metals in the parasites Ascaris suum (Nematoda) and Fasciola hepatica (Digenea) and their respective porcine and bovine definitive hosts«, International Journal of Parasitology, Aug 1998

18| Bezugsquellen

Alle nachgenannten Produkte und Geräte können direkt bei ihrem Händler bezogen werden.

- Diamond Shield IE (Zapper)
  Diamond Shield Professional
  Diamond Shield – Individual Chip Card, Diamond Chip Card
- Trimensionales Bioresonanzgerät TRIKOMBIN
- Vitaminpräparate (Vitamin C, etc.)
- Nahrungsergänzungsmittel
  (DermaClean Juglandis, MineralVit Gold, Samento Schwarzkümmelöl, Grapefruitkernextrakt, Algenprodukte, 7 x 7 Kräutertee, etc.)
- »Die coole Leber«, Paket zur Cholesterinsenkung
- Unterstützungstropfen P, A, F, S, E
- Grundunterstützung I/DermaVital – Vitamintabletten

A. E. Baklayan
Heilpraktiker, Traditionelle Naturheilverfahren
Unterer Anger 16, 80331 München
Tel.: 089-260 92 27, Fax: 089-260 261 72
E-Mail: info@baklayan.de, URL: www.baklayan.de

Weitere Infos über Resonanztherapie und Zapper:
www.selbsthilfe-baklayan.com